Dr JEAN DELOR

DE L'UNIVERSITÉ DE PARIS

ANCIEN EXTERNE DES HOPITAUX

DES

INJECTIONS INTRA-TRACHÉALES

VRAIES ET DIRECTES

DANS LE TRAITEMENT

des Affections broncho-pulmonaires

PARIS

Emile WITSKI & Jules ROUSSET

36, RUE SERPENTE

1901

Dᵣ Jean DELOR

DE L'UNIVERSITÉ DE PARIS

ANCIEN EXTERNE DES HOPITAUX

DES

INJECTIONS INTRA-TRACHÉALES

VRAIES ET DIRECTES

DANS LE TRAITEMENT

des Affections broncho-pulmonaires

PARIS

Emile WITSKI & Jules ROUSSET

36, RUE SERPENTE

1901

A MON PÈRE

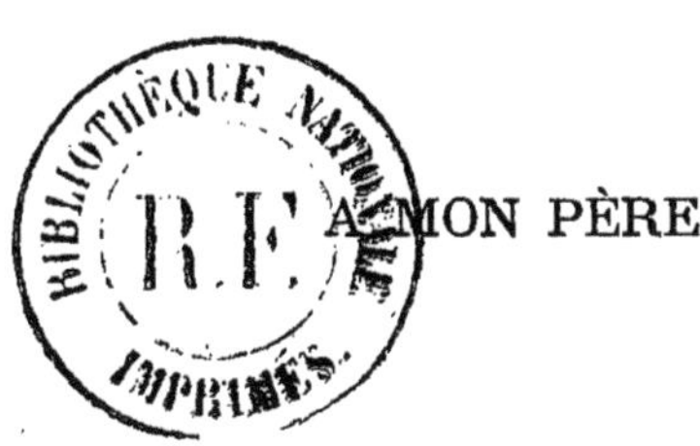

A MA MÈRE

Hommage de reconnaissance

MEIS ET AMICIS

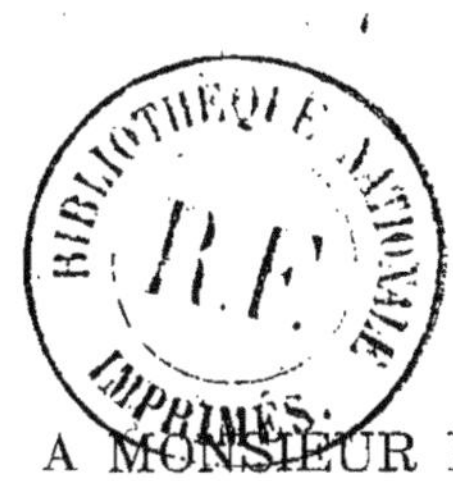

A MONSIEUR LE Dr JUSTIN LEMAISTRE

Professeur d'anatomie à l'École de Limoges
Chirurgien de l'Hôpital de Limoges
Chevalier de la Légion d'honneur

Hommage d'affection et de reconnaissance.

AVANT-PROPOS

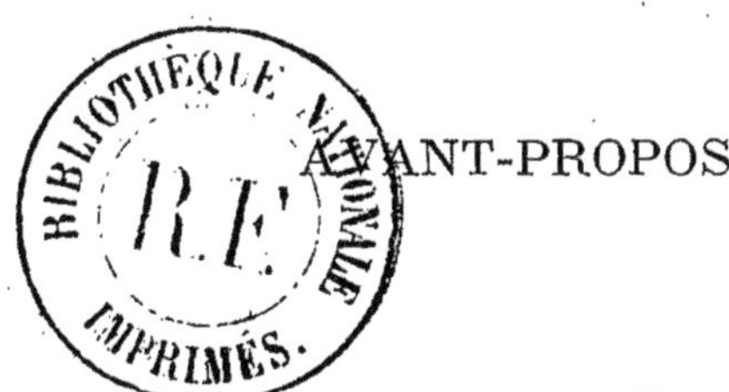

C'est une heureuse tradition celle qui permet à l'étudiant qui va quitter l'Ecole et entrer dans sa carrière, de jeter un coup d'œil rétrospectif sur les quelques années qu'il vient de passer avec les hommes éminents qui furent ses maîtres et de les remercier de leur dévouement.

Nous nous garderons bien de manquer à cet usage, car nous voudrions pouvoir exprimer à chacun de ceux qui nous ont enseigné, fortifié par leurs conseils et par leurs exemples, tous nos sentiments de reconnaissance, de respect et d'admiration.

Quand, nos études classiques terminées, nous nous essayons, craintif, presque défiant à pénétrer les mystères de la médecine, nous avons trouvé à l'Ecole de Limoges des professeurs qui furent pour nous d'une bienveillance touchant à la bonté, nous encouragèrent dans nos premiers débuts, confirmèrent notre vocation naissante et nous donnèrent confiance en l'avenir.

M. le docteur Chénieux, directeur de l'Ecole, fut notre premier initiateur et nous garderons toujours le souvenir de cet habile praticien, du savant consciencieux occupé de sa haute mission et de l'intérêt de ses élèves.

Avec le docteur Justin Lemaistre, nous n'avons pas seulement un incomparable professeur d'anatomie, mais un ami dévoué dont nous n'oublierons jamais la sollicitude attentive et quasi paternelle. Nous espérons bien le retrouver toujours comme notre maître, notre guide et notre ami.

Que MM. les docteurs Prosper Lemaistre, Gabriel Boudet, Thouvenet et Boulland veuillent bien eux aussi agréer l'expression de notre vive reconnaissance pour le bienveillant intérêt et la gracieuse sympathie dont ils ont bien voulu nous honorer.

Lorsqu'il y a quatre ans, nous arrivâmes à Paris avec notre petit bagage médical, nous eûmes le bonheur de trouver dans le service de M. le docteur Troisier un champ d'études vaste et sans cesse renouvelé. Ce chef eut toujours pour nous une sollicitude attentive et c'est à son obligeance que nous dûmes de pouvoir profiter des richesses accumulées dans les salles de l'hôpital Beaujon. Nous sommes heureux de lui en exprimer ici une bien vive reconnaissance.

Notre seconde année fut comme un retour au pays. Le docteur Jacquet — un Limousin lui aussi — voulut bien accueillir son compatriote, nous prendre sous son aile et diriger nos travaux. Notre sympathie reconnaissante devint bientôt une amitié solide que rien, pas même l'éloignement, ne saurait diminuer.

Comment oublier les leçons et les conseils que MM. Hallopeau et Budin, maîtres éminents, ont bien voulu nous donner ! Et M. Walter, ce savant professeur, dont les leçons de chirurgie honnête et élégante resteront toujours d'incomparables modèles.

Puis douze mois s'écoulèrent sous la direction du docteur Brun, dans un service de chirurgie spéciale de l'enfance. Nous avons appris avec ce maître obligeant combien la science du praticien est accrue par la bonté du philanthrope, dans ce milieu si attachant et si émouvant des enfants malades, où la tendresse peut s'allier à une fermeté souvent nécessaire.

Ce n'est pas sans motifs que nous avions réservé pour la fin de nos études, le stage d'une année, en qualité d'externe à l'hôpital St-Antoine, dans le service du professeur Hayem. Nous avions une haute et respectueuse admiration pour ce grand clinicien dont le nom est illustré par tant de remarquables travaux. Nous nous sommes efforcé de profiter de cet enseignement si clair, si abondant et en même temps si précis. A la veille de quitter son service nous nous réjouissons qu'il ait bien voulu nous faire l'honneur d'accepter la présidence de notre thèse, nous donnant ainsi un témoignage de bienveillante sympathie que nous n'oublierons jamais.

Enfin c'est dans les salles de clinique de l'hôpital St-Antoine que nous avons rencontré MM. Rosenthal et G. A. Weill qui nous ont inspiré le sujet de ce travail. Nous espérons avoir exposé fidèlement leurs idées originales et nous revendiquons pour notre faible part quelques recherches historiques et cliniques qui nous sont personnelles.

INTRODUCTION

« Maltraiter l'estomac d'un tuberculeux c'est aller
contre le but, faire déchoir plus encore l'organisme et
ajouter des accidents gastriques aux accidents pulmonaires » dit Peter dans une de ses admirables cliniques.
De même notre maître, le professeur Hayem, ne cesse de
recommander d'être sobre de médicaments donnés par
la bouche, de manière à ne pas s'exposer aux gastrites
médicamenteuses et par suite rendre tout traitement ul-
térieur inefficace.

Suralimentation, cure au grand air, repos, telle est,
aidée par les soins hygiéniques et prophylactiques, la
méthode de traitement de la tuberculose. Révulsifs cutanés, saignée dans certains cas, boissons stimulantes,
telle est la médication courante dans les pneumonies et
les broncho-pneumonies. N'y aurait-il pas lieu de faire une
médication plus appropriée aux besoins de la cause ? Il
semble que si, et nous ne saurions mieux faire que de
reproduire les paroles par lesquelles M. Rosenthal et
G.-A. Weill annoncent la nouvelle méthode à la Société
de Biologie, juillet *1901*. « Au moment où les nouvelles
« méthodes employées en thérapeuthique tendent en

« l'absence de médication spécifique, à transformer les
« médications générales en méthodes locales, nous
« croyons utile de réunir et de grouper les procédés em-
« ployés pour atteindre directement le poumon par la voie
« trachéale, de perfectionner certaines manœuvres, d'en
« ajouter et d'en régler quelques autres de manière à
« établir le traitement systématique des affections des
« voies respiratoires par les injections intra-trachéales.
« Il est en effet illogique de penser que le médecin cher-
« che à atteindre le foyer du mal dans les angines,
« les cystites, les entérites par exemple, que dans les
« affections médullaires il essaye d'injecter dans la moëlle
« les médicaments curateurs (Cathelin et Sicard) tan-
« dis que les broncho-pneumonies et les bronchites sont
« traitées par des révulsifs cutanés et des médicaments
« absorbés par l'estomac ».

Au reste, le regretté professeur Potain, après avoir
entendu un court aperçu de la méthode décrite par Bergeon, de Lyon, au congrès pour l'avancement des sciences
(Rouen 1883) disait : « Le traitement *direct* des lésions
pulmonaires est une méthode nouvelle et peut être fé-
conde. Il faut l'essayer. Les résultats ont été jusqu'ici
médiocres, mais en agissant au début et en portant le
médicament sur une étendue plus considérable de l'organe, on pourra peut-être obtenir un meilleur effet. »

C'est imbu de ces idées, et nous basant sur les expériences physiologiques de Magendie, Bichat, Claude
Bernard et autres, que nous essaierons de faire un travail d'ensemble sur les injections trachéales comme trai-

tement des maladies broncho-pulmonaires et en particulier de la tuberculose.

Nous verrons que nombre d'auteurs se sont servis de cette méthode et n'ont eu qu'à s'en louer. Elle est logique, les expériences physiologiques en sont une preuve.

Nous chercherons ensuite à prouver :

1° Qu'il est possible, facile même, de faire ces injections soit par la bouche, méthode dite intra-trachéale, soit par la ponction de la trachée, méthode dite trachéale directe — et nous décrirons ici notre instrumentation et notre technique opératoire ;

2° Qu'il est possible d'injecter dans le poumon une quantité considérable de solution médicamenteuse pourvu toutefois que l'on ne dépasse pas une certaine vitesse.

3° Nous indiquerons quelles sont les solutions qu'ont employées nos devanciers et quelles sont celles qui nous paraissent les meilleures. Enfin une série d'observations, les unes recueillies dans le service de notre maître le professeur Hayem, les autres dues à la bienveillance de nos maîtres des hôpitaux, quelques-unes même empruntées aux auteurs qui se sont occupés avant nous de la question, viendront prouver quels résultats on a obtenus et quels sont ceux sur lesquels on est en droit de compter.

Nous aurons ainsi montré, nous l'espérons, combien cette méthode des injections trachéales doit être étudiée et quels grands profits on peut en tirer pour la thérapeutique pulmonaire.

CHAPITRE PREMIER

Historique.

Depuis longtemps les auteurs se sont préoccupés de cautériser le larynx. Cautérisations au nitrate d'argent, à la teinture d'iode, à l'acide lactique même sont devenues des méthodes courantes et dont les laryngologistes se servent journellement. Mais aller plus avant, porter le topique au-delà de l'épiglotte et le mettre en rapport avec les bronches et même le poumon, paraît être un moyen de traitement qui n'est venu que bien plus tard.

Il fallut même un certain courage au premier qui osa tenter cette expérience. Green bravait en effet un arrêt de l'Académie de médecine de New-York qui disait :

1) « Le cathétérisme des voies aériennes remonte au temps d'Hippocrate. »

2) « Le meilleur témoignage du passage de l'instrument dans les voies aériennes est fourni par les signes rationnels. »

3) « La facilité dépend de la nature de l'instrument, le meilleur est un tube à grande courbure. »

4) « Le porte-éponge peut pénétrer entre les cordes vocales et au-delà. »

5) « L'instrument ne peut être introduit à volonté dans la bronche droite ou gauche : tout au moins cela n'est pas démontré. »

6) « Dans la majorité des cas où l'on avait pensé que ces injections avaient passé dans les bronches, elles étaient entrées dans l'estomac. »

7) « Quant à l'utilité des injections au nitrate d'argent dans les poumons, les faits recueillis dans les expériences de la commission lui font regarder l'opération comme aussi dangereuse que difficile à pratiquer. » Ce jugement fut admis sans conteste par tous les académiciens, sauf par M. Barker, qui dit : « Les injections de liquide dans les poumons pourraient bien être une conquête de la science. »

Horace Green ainsi combattu par ses pairs n'en continua pas moins ses expériences. Après s'être convaincu qu'il était possible, facile même de passer un catéther dans les bronches, l'auteur dit qu'il en vint à se poser les deux questions suivantes :

« Qui empêcherait maintenant d'introduire des agents médicamenteux à travers ce tube jusque dans les poumons ou pour parler plus rigoureusement dans les bronches et leurs terminaisons ?

« Ne pourrait-on injecter avec des remèdes appropriés même une vomique dans des conditions favorables ? »

Horace Green persuadé alors qu'il était dans la bonne voie, tenta sa première expérience (13 novembre 1854).

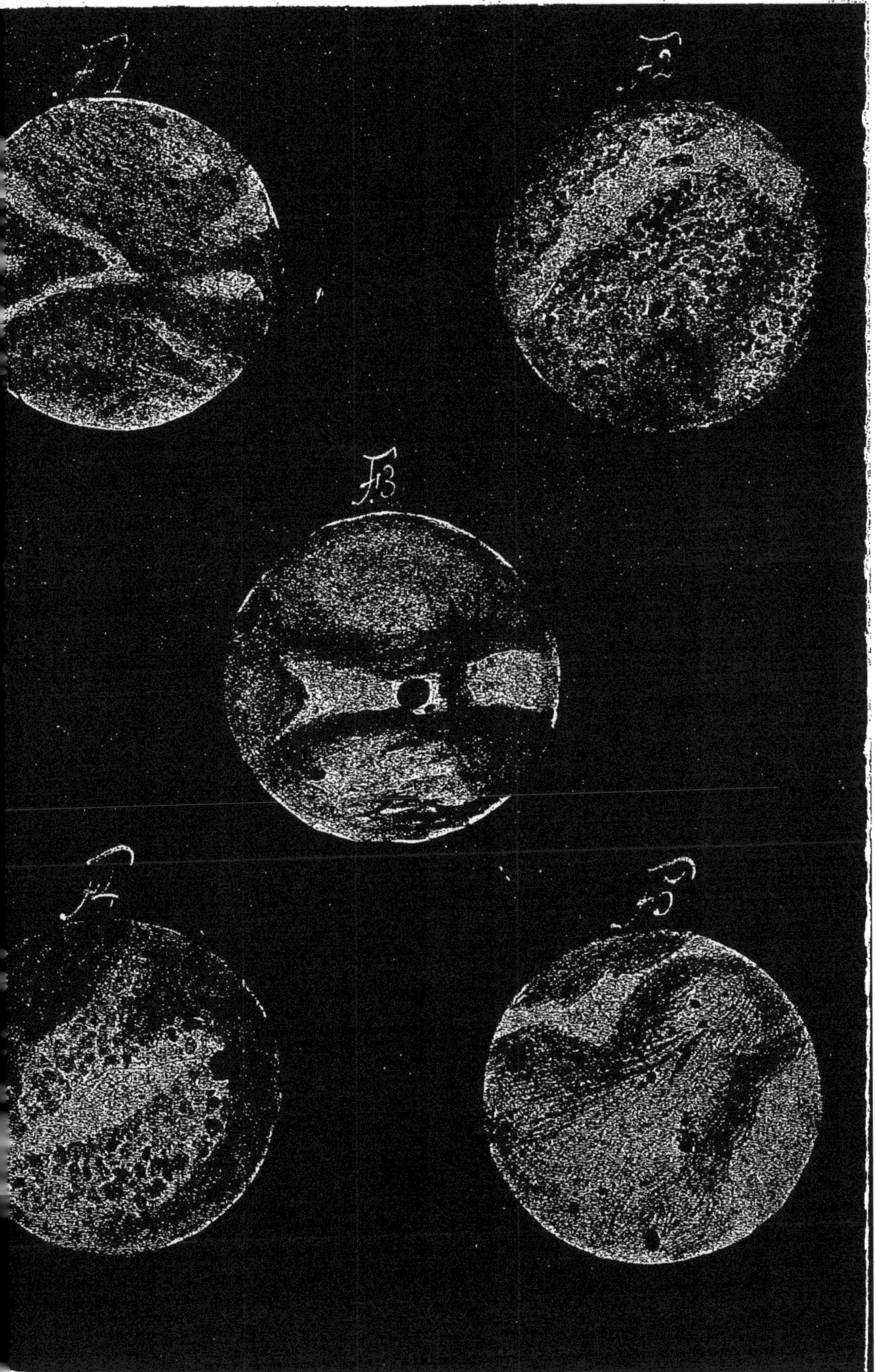
Fig. 3

A ce moment il avait à sa clinique plusieurs malades atteints d'affection pulmonaire et même de tuberculose à différents degrés. Il se décida donc à essayer d'injecter une solution de nitrate d'argent dans une caverne et voilà, comment il décrivit son opération :

« A cet effet une expérience fut faite le 13 novembre 1854. Ce jour-là je réussis pour la première fois l'opération du cathétérisme des voies aériennes en passant un tube élastique de Hutching, n° 12 de 13 pouces de long dans la trachée et la bronche gauches d'un sujet qui portait une large caverne au sommet du poumon de ce côté. Par ce tube, j'injectais avec une petite seringue de verre, 4 grammes d'une solution de nitrate à 2 grammes pour 32 grammes d'eau. Il n'en résulta ni trouble ni suffocation et le malade ne ressentit aucunement le goût âpre particulier à la solution. Quelques minutes après l'opération, il accusa une sensation de chaleur à la partie supérieure du poumon gauche mais aucune douleur ni autre impression désagréable. » Depuis ce moment l'auteur aurait, dit-il, traité 32 cas d'affection bronchique et même de tuberculose par les injections de sa solution.

En somme, Green a vu le principe de la méthode et l'a le premier expérimentée. Mais arrêté sans doute par les critiques des médecins, ses contemporains, il n'a pas osé aller plus loin que la cautérisation au nitrate d'argent. Il n'avait peut-être pas compris que la lésion n'est pas seulement locale mais que pour avoir des chances de réussite il faut s'attaquer à tout le poumon. De plus, son procédé est long et difficile. Il suppose d'abord le cathétérisme des bronches, puis ensuite seulement alors l'injection... Un travail de plus grande envergure qui est en quelque sorte un prélude du nôtre ne tarde pas à paraître. Bottey dans une publication intitulée : « Possibilité des injections trachéales chez l'homme comme voie d'introduction des médicaments » met la question beaucoup plus au point.

Après avoir expérimenté sur des lapins avec de l'eau salée à 7/1000 et naphtolée à 0,20/1000 et s'être rendu compte qu'il n'y avait aucun danger pourvu que l'injection fût poussée lentement et ne dépassât pas 10 cc. par kilogramme d'animal et par heure, Bottey expérimente sur lui-même et décrit comme suit son essai :

« Ayant l'habitude de me laryngoscoper et suppor-
« tant facilement l'introduction de divers instruments
« dans le larynx, je décidai de pratiquer sur moi-
« même des expériences. Après anesthésie de mon
« larynx au moyen d'une solution de cocaïne à 1/10,
« après application du miroir j'introduisis une seringue
« de 25 centimètres cubes de capacité pourvue d'une
« longue canule très fine et convenablement courbée,
« puis j'injectai dans la trachée peu à peu, en diri-
« geant le liquide le long des parois, un peu moins de
« la moitié du contenu de la seringue (soit 10 grammes
« d'eau stérilisée). Je ne ressentis rien d'anormal, pas
« la moindre toux. Les jours suivants j'injectai la
« seringue entière, soit 25 centimètres cubes, sans
« éprouver ni toux ni malaise. Seulement le nombre
« des respirations était 17 au lieu de 21, le nombre des
« pulsations 74 au lieu de 82. Trois jours plus tard,

« j'injectai 37 grammes d'eau stérilisée et distillée
« sans le moindre malaise. Enfin au bout de huit jours
« je versai coup sur coup le contenu de deux seringues,
« sans toux ni gêne respiratoire : seulement le nombre
« des pulsations et des respirations baissa pendant quel-
« ques heures.

« Je ne dépassai pas la dose, mais je suis convaincu
« que j'eusse pu, en le faisant avec précaution, injecter
« une bien plus grande quantité de liquide. »

Bottey continue son travail en citant l'expérience
qu'il fit chez une femme. Nous tenons à rapporter le
fait, car c'est une véritable observation : « Chez une
femme de ma consultation gratuite atteinte de syphilis
laryngo-trachéale, j'injectai douze grammes d'une solution d'iodure au 1/100 ; il y eut de la toux, le larynx
n'ayant pas été anesthésié. Deux jours après, injection
de 15 grammes après anesthésie sans provoquer le
moindre réflexe. Quelques jours plus tard, injection
tous les deux jours de vingt-cinq grammes de cette
solution à laquelle j'ajoutai 1 centigramme de bichlorure de mercure pour 100 grammes d'eau : donc chaque injection contenait 0,25 centigrammes d'iodure et
2 milligrammes de bichlorure de mercure. Je répétai
ces expériences dix-sept fois de suite. La malade les sup-
porta très bien et elle guérit de son affection, jusqu'alors
rebelle à tout traitement interne intensif. »

Et le travail de Bottey se termine par une réflexion
qui prouve combien cet auteur avait vu les consé-
quences que pouvaient avoir ces injections au point de vue
thérapeutique, car il dit : « Je n'ai pas fait d'expérience

en traversant la trachée. A la suite des expériences faites sur le cadavre je suis convaincu qu'on pourrait traverser sans inconvénient la paroi antérieure, sans blesser la paroi postérieure. Mais ces expériences ne devraient pas être tentées à une consultation externe. »

On le voit, ce travail est complet. Méthode opératoire, résultat clinique, possibilité des injections trachéales directes, tout y est. Beehag qui publie peu de temps après un article sur la même question ne fait que citer des solutions : il injecte en effet des solutions mentholées à 1/20. Il n'indique en somme rien de bien particulier, sauf qu'il dit que l'on doit toujours se servir du miroir laryngien. Nous verrons plus loin quelles objections on peut opposer à ce principe. Il prétend avec ses injections mentholées avoir obtenu de bons résultats, soit dans les bronchites chroniques soit dans les bronchites aiguës au bout de deux ou trois mois de traitement.

Les Allemands n'ont pas non plus ignoré cette méthode. Dans le *Deutsche medicinische Vochenschrift* de 1888, nous trouvons un long article sur « l'emploi thérapeutique des injections intra-trachéales chez les animaux. » Ce sont par suite les médecins vétérinaires qui s'en sont occupés, et ils reconnaissent tous que chez le cheval c'est une méthode de choix. Gernhardt, Reichter s'en sont servis. Ce dernier dans une longue publication explique comment il fut amené à faire le cathétérisme des voies aériennes. Il s'agissait de soigner un homme de cinquante ans atteint du syndrome sténose bronchique. L'auteur put facilement cathétériser la bronche, car il ne s'agissait pas d'une vraie sténose bronchique, mais bien d'un anévrysme aortique qui comprimait par moments la bronche. Cet auteur ne dit pas avoir injecté de solutions médicamenteuses.

Tous ces travaux dont nous venons de donner un résumé aussi succinct que possible sont étrangers. En France cependant on ne reste pas en arrière pour expérimenter cette méthode.

M. Bouchard en donne un très long aperçu dans son *Traité de thérapeutique des maladies infectieuses* 1890.

« On pourrait songer, dit-il, à employer pour faire l'antisepsie des bronches et du poumon des solutions qu'on verserait directement dans les bronches par une piqûre de la trachée au lieu de les y faire parvenir par pulvérisation. On réaliserait ainsi une noyade antiseptique du poumon. » Et plus loin : « Les études expérimentales sont insuffisantes pour qu'on puisse se permettre d'appliquer cette méthode à l'homme. La méthode en tous cas ne doit pas être rejetée à priori. Elle mérite un plus ample examen : il y a apparence que ces balnéations extérieures du poumon pourraient être utiles dans certaines bronchites et peut-être dans la tuberculose et surtout dans la pneumonie. »

La Jarrige, 1887-88 a publié des observations sur des cas traités par les injections trachéales. Mais c'est à l'école de Lyon que nous devons les principaux travaux sur ce sujet.

Louis Dor, élève de Garrel et travaillant dans son laboratoire, dans une longue publication de *la Revue de Médecine* (1889-90) a très complètement traité cette question. Nous ferons souvent des emprunts à cet ouvrage intitulé : « Des injections intra-trachéales d'huile créosotée chez les tuberculeux ». Il cite nombre d'observations et arrive aux conclusions suivantes :

1° Nous croyons que l'injection de créosote dans les poumons est une bonne manière d'administrer ce médicament.

2° Dans la plupart des cas, sous l'influence de ce traitement, l'expectoration diminue, les points de côté disparaissent, l'appétit renait et le poids du corps augmente. Les signes stéthoscopiques sont peu modifiés.

3° Ce sont principalement les tuberculeux du premier et deuxième degré qui éprouvent une amélioration. Quant aux phtisiques qui ont de nombreuses cavernes nous pensons qu'il conviendrait de trouver pour eux un antiseptique plus puissant que la créosote. Le naphtol camphré nous paraît pouvoir réaliser cette condition. Une solution à 1/20 est tolérée par la trachée mais nous n'avons pas étudié l'influence de ce médicament sur les foyers de suppuration des poumons. » Ce travail de Dor représente une étude à peu près complète de la question. Il n'envisage cependant que le traitement de la tuberculose et par des injections intra-trachéales d'huile créosotée. A peu près à la même époque un ancien élève du docteur Péan, le docteur Coromilas fit paraître une brochure intitulée « Etude sur la tuberculose » dont il communiqua une partie au XIIᵉ Congrès international de médecine à Moscou, le 16 et le 28 août 1897.

Après avoir montré tous les avantages que l'on peut retirer au point de vue chirurgical des injections dans

les cavernes tuberculeuses d'une solution de sulfure de
carbone, le docteur Coromilas envisage la question des
injections intra-trachéales. A cet effet même il fait construire une seringue spéciale par M. Mariaud, de Paris,
et après avoir fait des essais sur lui-même, il se décide à
faire des injections intra-trachéales aux tuberculeux. Les
quelques observations que le docteur a bien voulu nous
communiquer prouvent quels grands avantages il retire
de sa méthode (1).

(1) Le traitement du docteur Coromilas est beaucoup plus com-
pliqué que le nôtre. Cet auteur en effet se base non seulement sur
l'effet des injections intra-trachéales, mais bien plus sur le pouvoir
bactéricide spécial, qu'il attribue au sulfure de carbone contre le
bacille de Koch : voici au reste le traitement que ce docteur emploie
à Athènes et même dans plusieurs services des hôpitaux de Paris.

1° Il fait prendre au malade 1 à 2 cuillerées à café d'un sirop car-
buro-thérébentiné dont nous n'avons pas la formule.

2° Il injecte ensuite tous les quatre jours un peu de la solution
suivante :

I. — Résorcine	1 gr.	40
Camphre	1	50
Huile d'olive stérilisée	20	»
Sulfure de carbone	XXX à XL gouttes	
II. — Bibromate de quinine	2 gr.	
Résorcine	1	40
Camphre	0	50
Huile d'olive stérilisée	20	»
Sulfure de carbone	XXX à XL gouttes.	

Nous citons simplement les solutions et le traitement pratiqués
par le docteur Coromilas. La discussion sur le sulfure de carbone,
les accidents que pourraient produire de telles injections en même
temps que la méthode complète du docteur Coromilas devant faire
prochainement l'objet d'une communication de cet auteur. Nous
voulons seulement ici le remercier de son obligeance pour nous et le
féliciter pour l'ardeur et le zèle qu'il met à propager ce nouveau
mode de traitement sur lequel il fonde de légitimes espérances.

M. Coromilas a communiqué son travail à l'Académie de médecine et M. Delorme en a fait un très long résumé dans le *Bulletin
de l'Académie de Médecine*, 5 novembre 1901.

En 1899 Mendel publie un article dans la *Presse Médicale* intitulé : « des injections intra-trachéales d'huiles essentielles comme traitement des affections broncho-pulmonaires, et en particulier de la tuberculose. » Cet auteur indique d'autres solutions que celles employées par ses devanciers, mais donne la même méthode que Beehag, Dor et Garel.

En décembre 1899, Mendel écrit un nouvel article sur cette question dans la *Médecine Moderne*. Là il expose sa manière d'injecter en comparaison avec celle de l'École de Lyon. Cet article lui vaut une réponse de MM. Rivière et Vincent dans la *Médecine Moderne* de janvier 1901. Ces auteurs critiquent simplement l'opinion de Mendel qui rejette l'emploi du miroir laryngien. Polémique de détail bien plus que de fond car tous ces auteurs admettent et reconnaissent comme bonne la méthode trachéale dans le traitement des affections broncho-pulmonaires. Cependant ni Dor, ni Garel, ni Mendel, ni Vincent ne parlent d'injections trachéales directes. Pour eux le plus court et le meilleur chemin pour faire les injections est la voie buccale.

Quelques auteurs avaient cependant pratiqué des injections trachéales directes. Bouchard dans son Traité des maladies infectieuses dit : « Bergeon, Jousset de Bellesme ont injecté par une piqûre faite dans la trachée une solution de sulfate de quinine. » Sans doute Bouchard fait ici allusion à ce médecin de la marine qui après avoir vainement traité un accès pernicieux par du sulfate de quinine à haute dose, résolut de l'injecter par la trachée, ce qui lui réussit fort bien.

De nos jours la méthode intra-trachéale n'a pas cessé d'être en honneur. Beaucoup de médecins des hôpitaux s'en servent: le docteur Ferrand à l'Hôtel-Dieu, le docteur Béclère à St-Antoine. Mais il faut surtout savoir gré à M. Albert Robin de s'intéresser à cette nouvelle méthode. Sous sa direction et d'accord avec lui, le docteur Coromilas soigne dans son service depuis quelques mois des tuberculeux au moyen du sulfure de carbone térébenthiné. Ils l'administrent soit en forme de sirop, soit en injections intra-trachéales. Le mode de traitement a donné et donne à M. Robin des résultats encourageants. M. A. Robin a bien voulu nous permettre de joindre à notre travail quelques observations recueillies dans son service, nous l'en remercions.

De même sous la sage direction et le conseil de M. Rosenthal et G. A. Weill nous soignons dans le service de notre maître le professeur Hayem, les maladies broncho-pulmonaires avec les injections intra-trachéales. Les observations que nous publions à la fin de ce travail prouvent que nous obtenons des résultats très encourageants. Avant de voir quelle technique nous employons et ce que nous attendons de ces injections, une question préalable se pose à nous.

Cette méthode est-elle logique? Avons-nous le droit d'injecter ainsi des médicaments dans le poumon, et ces médicaments ne peuvent-ils occasionner dans cet organe des effets désastreux? Les expériences physiologiques de Claude Bernard et surtout de Colin, les travaux expérimentaux faits avant nous par Dor et Garel vont répondre à cette question.

CHAPITRE II

Absorption pulmonaire

Depuis longtemps déjà on sait que la muqueuse bronchique et le poumon lui-même offrent aux médicaments une très bonne surface d'absorption. La première expérience sur ce sujet fut toute fortuite : une malade du service de Bichat que l'on alimentait à l'aide d'une sonde œsophagienne, reçut par mégarde dans la trachée et les bronches tout le liquide destiné à lui être injecté dans l'estomac. Elle n'en éprouva aucune gêne. Il arrive au reste encore souvent que chez les aliénés qui refusent la nourriture et que l'on est obligé de cathétériser pour les nourrir, la sonde fasse faute route et qu'une plus ou moins grande quantité de liquide pénètre dans l'arbre respiratoire.

Les auteurs se sont servis de cette tolérance du poumon pour pratiquer les inhalations. Il y a longtemps que l'on cherche à envoyer sur la muqueuse respiratoire des vapeurs d'eucalyptus, d'iode, d'acide fluorhydrique, etc., etc. Béclard dans son Traité de thérapeutique des maladies respiratoires (1867) dit : « Nous sommes certains que la voie bronchique comparée à la voie stomacale ou digestive est plus large, plus apte et mieux placée pour l'absorption des substances médicamenteuses. » De même Sales Girons dans son mémoire intitulé « Thérapeutique respiratoire ou la voie bronchique comparée à la voie gastrique eu égard à la meilleure administration des médicaments (1866) » déclare que l'absorption est complète. Malheureusement ces auteurs ne font nullement mention des injections trachéales que certains d'entre eux même considèrent comme un procédé barbare.

Claude Bernard, le premier, semble avoir entrevu la possibilité de cette voie trachéale et il dit : « on pourrait penser à injecter un liquide médicamenteux par une ponction faite à la trachée », et plus loin : « on sait en effet que la trachée au-dessous de la glotte est très peu sensible. »

Mais ce sont surtout les physiologistes de l'école vétérinaire qui se sont occupés de la question qui nous intéresse. En Allemagne le docteur Schmaltz publie en 1888 un long mémoire sur les injections intra-trachéales chez les animaux et il conclut que cette méthode est le traitement de choix pour les affections broncho-pulmonaires du cheval.

Colin d'Alfort, en 1860, a publié dans son Traité de physiologie comparée, un très long article intitulé : « Absorption dans les voies aériennes. » Nous ne croyons mieux faire que de le citer en entier :

La membrane muqueuse de l'appareil respiratoire peut se diviser relativement à son rôle physiologique en deux parties, l'une qui tapisse les grands conduits aériens, c'est-à-dire les cavités nasales, les sinus, le larynx et la trachée, l'autre qui forme le revêtement interne des bronches, les parois des vésicules pulmonaires et qui est essentiellement préposée à l'absorption. Toutes les deux sont par le fait de leur grande étendue et de leur texture dans d'excellentes conditions pour absorber les matières mises en contact avec leur surface libre. Mais les dernières dont la finesse est extrême possèdent cette faculté à un degré que n'atteignent pas les autres muqueuses de l'économie.

La muqueuse des voies respiratoires absorbe également les gaz, les vapeurs, les substances volatiles, les liquides et les matières en dissolution. Elle s'en empare peut-être encore avec plus de facilité que la muqueuse de l'intestin grêle si admirablement bien organisée pour l'absorption.

D'abord cette membrane absorbe l'oxygène nécessaire à l'hématose, elle absorbe de même les gaz délétères qui peuvent accidentellement se trouver mêlés à l'air atmosphérique; et si ces gaz tels que l'hydrogène sulfuré, l'hydrosulfite d'ammoniaque se trouvent en proportion un peu considérable, ils donnent lieu à un empoisonnement plus ou moins rapide. La vapeur d'eau, l'éther, le chloroforme, l'essence de térébenthine passent très vite aussi dans les vaisseaux de la muqueuse. On sait que l'éther respiré par les animaux produit souvent ses effets anesthésiques en 5 à 6 minutes, que la vapeur d'essence de térébenthine communique très vite à l'urine une odeur de violette. L'iode réduit en vapeur et respiré par de jeunes chiens ne tarde pas, d'après Panizza à se montrer dans le sang. Enfin les miasmes, les effluves, les virus volatils entrent principalement dans l'économie par les voies aériennes. Les liquides qui pourraient sembler d'une absorption plus difficile que les gaz et les matières volatiles disparaissent cependant très vite des cavités aériennes quand ils y sont accidentellement déposés.

Goodwyn a vu que deux onces d'eau injectées dans la trachée d'un chien y étaient promptement absorbées. Ségalas et Mayer ont fait des observations analogues, l'un sur le chien, l'autre sur des lapins. Les élèves vétérinaires de Lyon au rapport de

Gohier ne purent tuer un cheval qu'en lui injectant 30 litres d'eau par la trachée et ils en versent quarante dans celle d'un autre animal de la même espèce avant de déterminer la mort par suffocation.

J'ai aussi tenté quelques expériences de ce genre qui démontrent l'activité étonnante de l'absorption dans les voies aériennes.

Après avoir fixé à la trachée d'un cheval par une ouverture au centre de l'un des cerceaux un tube de 0,01 centimètre de diamètre, j'ai versé dans ce conduit de l'eau tiède (30 à 35º) ; il en arrivait 6 litres par heure. L'animal eut le flanc agité, la respiration profonde pendant 3 heures et demie que dura l'expérience : il fut tué alors; la trachée et les bronches étaient vides, tout le liquide injecté avait disparu.

Je versai de la même manière, dans les voies aériennes d'un deuxième cheval 25 litres d'eau en six heures, et je fis de deux heures en deux heures trois saignées qui enlevèrent 6 kilog. de sang. La muqueuse respiratoire absorba toute cette quantité sans que l'animal en fût incommodé.

Ces expériences pourraient être variées en prenant soin toutefois de ne pas verser trop vite et en trop grande quantité ; car il importe pour étudier les progrès de l'absorption de ne pas apporter une gêne considérable dans la respiration, comme cela arrive quand on injecte de l'eau froide et en forte proportion dans un temps donné.

Les autres liquides, tels que l'alcool faible, l'éther, l'essence de térébenthine, le vinaigre disparaissent très vite des voies respiratoires. J'ai injecté deux litres d'alcool à 50 degrés centigrades dans la trachée d'un cheval. Aussitôt l'animal eut des battements dans le flanc, la marche devint chancelante et il tomba sur le sol.

L'essence de térébenthine injectée en petite quantité par la trachée donne rapidement aux urines l'odeur qui caractérise l'élimination de cette substance.

Les matières en dissolution et les sels solubles s'absorbent aussi avec rapidité dans la trachée et les bronches. M. Magendie a constaté le fait depuis longtemps pour la strychnine et d'autres physiologistes pour plusieurs sels en dissolution.

Nous avons injecté, M. Bouley et moi, dans la trachée d'un cheval et par une toute petite ouverture 12 gr. d'extrait alcoolique de noix vomique en dissolution dans 200 gr. d'eau. En moins de six minutes l'animal tomba sur le sol et il mourut dix minutes après l'injection.

Nous avons injecté de même dans la trachée d'un second cheval 12 gr. de substance vénéneuse en dissolution. L'animal fut pris de convulsions et tomba lorsque les dernières portions du liquide arrivèrent dans les voies aériennes. Il mourut cinq minutes après le début de l'injection.

Enfin un troisième cheval dont la trachée était ouverte et les nerfs vagues réséqués depuis 48 heures reçut la dose de poison précédemment employée : il ne tomba qu'au bout d'un quart d'heure et mourut à la vingtième minute qui suivit l'injection.

Le ralentissement que l'action du poison a éprouvé dans ce dernier cas doit être attribué en grande partie à l'engouement du poumon et à l'accumulation de mucosités dans les bronches à la suite de la section des nerfs vagues.

Mayer ayant injecté dans les poumons une dissolution de cyanure de fer et de potassium, retrouve ce sel dans le sang au bout de deux à cinq minutes. La présence du sel devient sensible dans le cœur gauche avant de l'être dans le cœur droit; enfin elle était évidente dans l'urine au bout de deux minutes.

Liebkuchner ayant poussé dans les voies respiratoires d'un chat, du cuivre ammoniacal en dissolution retrouva ce composé dans le sang de la carotide au bout de cinq minutes. Le sulfate de fer injecté de la même manière s'y retrouve après six minutes. Enfin le prussiate de potasse ne mit que deux minutes pour apparaître dans le sang de cette artère.

J'ai injecté dans la trachée d'un cheval une dissolution aqueuse de 50 grammes de cyanure de fer et de potasse. Le sang tiré de la veine jugulaire contenait ce sel dès la quatrième minute après l'injection.

J'ai injecté de la même manière dans la trachée d'un deuxième cheval 200 gr. d'eau tiède tenant en dissolution 50 gr. de cyanure : trois minutes après le sel se retrouvait dans le sang de la jugulaire, et huit minutes plus tard il se montrait dans l'urine que l'on recueillait par un tube fixé à l'uretère droit attiré au dehors vers la partie supérieure du flanc entre le psoas et le péritoine.

La rapidité avec laquelle s'effectue l'absorption dans les voies aériennes tend à démontrer que celle ci y a pour agent les veines.

Ces expériences de Colin prouvent que le poumon absorbe et même très rapidement. Dès lors il nous est permis de chercher à faire entrer par cette voie des médicaments dans le but de guérir les affections de cet organe. Mais une autre question se pose. Les médicaments que nous introduisons soit huile créosotée, soit eau distillée pénètrent-ils dans l'alvéole pulmonaire et peuvent-ils s'y répartir d'une manière égale ou à peu près de manière à « faire un bain extérieur de tout le poumon ? Dor et Garel qui se sont posés ces questions les ont résolues avant nous affirmativement. Ils arrivent aux conclusions suivantes.

« 1° L'huile créosotée est admirablement supportée même
« à la dose de 1 centimètre cube dans le poumon d'un
« cobaye à la condition de mettre deux à trois minutes
« pour faire l'injection, non seulement les animaux se
« relèvent très vite après l'opération mais au bout d'une
« heure ils ne paraissent pas malades du tout et ils res-
« tent en excellente santé jusqu'au jour où on les sacrifie.

« 2° *Si on immole l'animal immédiatement, après l'in-*
« *jection on trouve l'huile dans la trachée et les bronches*
« *mais une assez grande quantité a déjà pénétré dans les*
« *ramuscules bronchiques pour qu'on puisse croire à une*
« *absorption partielle déjà produite. En effet en ouvrant*
« *la trachée sous l'eau et en exprimant le poumon avec*
« *les doigts on n'arrive qu'à grand'peine à retirer une*
« *quantité d'huile égale au quart de celle qui a été*
« *introduite et il faut une trituration complète pour*
« *retrouver sensiblement la quantité injectée.*

« *3° Au bout de 12 à 24 heures l'huile a pénétré jus-*
« *qu'aux alvéoles et alors on s'aperçoit qu'elle n'était*
« *pas absorbée soit à l'injection directe soit par la*
« *trituration complète du poumon dans un mortier dans*
« *lequel on ajoute ensuite de l'eau. On reconnaît que*
« *l'huile est arrivée aux alvéoles à la fois macroscopi-*
« *quement parce qu'on voit de grandes zones transfor-*
« *mées en tissu homogène et gélatiniforme et microscopi-*
« *quement parce que dans ces zones toutes les parties*
« *du poumon contiennent des gouttelettes d'huile excepté*
« *les grosses bronches.*

« *4° C'est au bout de quinze jours seulement que le pou-*
« *mon a repris son aspect normal.* »

Dor, et Garel aidés, de Rivière et Vincent ont opéré
sur 12 animaux et ils rapportent les deux expériences
suivantes :

31 août 1889. Cobaye n° 4. Anesthésie. Trachéotomie.

Injection à 3 heures de l'après-midi de 50 gouttes d'huile
créosotée à 1/20.

L'injection est poussée très lentement : on tient l'animal
dressé afin que l'huile ne passe pas dans le larynx, et de là
dans la bouche.

Aussitôt après l'injection, on entend dans les deux côtés des râles bulleux nombreux.

L'animal n'a pas souffert de l'expérience : sacrifié le lendemain, 1er septembre à 3 heures de l'après-midi c'est-à-dire 24 heures plus tard.

Autopsie. — L'huile a pénétré dans les alvéoles pulmonaires. Certains territoires des alvéoles sont remplis d'huile d'où aspect homogène et gélatiniforme du poumon. Le poumon dans ces parties est plus dense que l'eau et comme atélectasié.

La partie moyenne des lobes supérieurs est pleine d'huile, mais il semble que les lobes inférieurs contiennent proportionnellement un plus grand nombre de territoires pleins d'huile que les lobes supérieurs. En ouvrant les bronches on trouve de fines gouttelettes disposées le long des parois.

Pas de rougeur de la trachée ni des bronches, pas d'hémorrhagie pulmonaire.

Lorsqu'on fait une section franche dans les parties pleines d'huile, on peut par la pression faire sourdre une infinité de petites gouttelettes qui ont exactement le même goût que l'huile qui a été injectée, elles déterminent sur la langue une cuisson assez forte mais supportable.

Donc sûrement l'huile créosotée arrive aux alvéoles.

2e expérience. — 29 août 1889. — Cobaye n° 1. 1 centimètre cube huile créosotée dans la trachée.

Durée de l'injection a été de 4 minutes. Animal n'est pas malade, mais un peu de dyspnée et quelques râles bronchiques et trachéaux.

13 septembre. On immole le cobaye : après anesthésie légère, on sectionne la sous-clavière.

L'huile est absente du poumon, et, si on triture le poumon, on obtient quelques fines gouttelettes d'huile. — Donc, en 15 jours, l'absorption est complète.

La planche ci-jointe reproduit des petites coupes des poumons d'un malheureux malade de notre service. Nous avons cru qu'il était intéressant de rechercher où avait pu aller l'huile mentholée que nous lui avions injectée. Voici le fait dont il s'agit :

X...., entré salle Bazin, en mai dernier. Rien de particulier dans ses antécédents héréditaires. Ne paraît avoir eu ni alcoolisme, ni syphilis. Entre avec tous les signes d'une tuberculose avancée, surtout à gauche. De plus, phtisie laryngée avec ulcération des cordes vocales et aphonie.

Vu l'état de son larynx, nous lui avons, avec le concours de M. Weill, mis une canule trachéale à demeure, et, deux fois par jour, on lui a injecté 5 centimètres cubes d'huile au phosphite de gaïacol à 1/20.

Sous l'influence de ce traitement, son expectoration a diminué, il s'est même un peu remonté. Mais, au bout de trois semaines, son organisme trop faible a été obligé de céder, et, un mois après, il meurt.

Autopsie. — Pratiquée par nous environ trente heures après la mort.

> Poumon gauche : Très adhérent. Grosses cavernes au sommet. Base surtout très congestionnée.
>
> Poumon droit : Base très congestionnée. Petites cavernes au lobe moyen. Gros tubercules au niveau du hile en voie de caséification.

Des deux côtés, pus dans les bronches et les bronchioles. Autres organes sains.

Comme on peut le voir par la coupe ci-jointe, toutes les parties du poumon droit ou gauche ont de l'huile, qui est représentée sous forme de gouttelettes (1). Donc, l'huile avait bien pénétré dans tout le poumon et cet homme n'avait eu aucune douleur ni aucun signe de lésions irritatives. Donc, il est naturel d'essayer ce traitement.

En effet, le principe actif que nous ajoutons à nos solutions, soit créosote, soit gaïacol, soit menthol est éliminé par l'air expiré. Les malades s'en rendent très bien compte. D'autre part, l'huile, plus lente à s'absorber, forme comme un bain dans lequel se trouvent par suite les poumons, et cette double action thérapeutique ne peut être qu'utile.

Par suite, nous voyons qu'il est tout naturel de chercher à traiter ainsi les affections broncho-pulmonaires. Reste maintenant à savoir quelle est la meilleure manière d'introduire le médicament ; en un mot, quelle est notre technique opératoire et quels sont nos instruments.

(1) Les coupes ont été pratiquées dans le laboratoire de notre maître M. le professeur Hayem. Elles ont été fixées dans le liquide de Flemming.

CHAPITRE III

Technique opératoire, instrumentation.

Nous venons de voir que le poumon est très tolérant, qu'il peut même absorber des quantités énormes de liquide, pourvu que l'on ne dépasse pas une certaine vitesse. Il faut maintenant indiquer comment nous arrivons à faire pénétrer le liquide dans le poumon.

Deux voies nous sont ouvertes: Ou pénétrer dans la trachée après avoir franchi l'épiglotte, c'est-à-dire en passant par la bouche, ce sera l'injection intra-trachéale, ou, au contraire, piquer la trachée et pénétrer directement dans les bronches, ce sera l'injection trachéale directe.

Il semble que l'on ait trop laissé de côté cette dernière méthode. La plupart des auteurs, en effet, se contentent de l'injection intra-trachéale. Et, cependant, nous croyons que ces deux méthodes ont leurs avantages, leurs indications et leurs contre-indications.

Chez un tuberculeux porteur de légers craquements au niveau du sommet et qui peut venir se faire soigner, l'injection intra-trachéale est la méthode de choix. Ce mode de traitement a suscité et suscite encore une grande polémique : il s'agit de savoir si l'introduction d'une canule ne produira par un réflexe violent, voire même un spasme de la glotte, qui empêchera de pousser cette injection. Nous ne nions pas la possibilité de cette éven_ tualité, mais les cas en sont relativement rares, le larynx étant, en effet, très tolérant, et si la nécessité y forçait, un badigeonnage à la cocaïne à 1/10 aurait vite fait de vaincre cette légère résistance.

Autre objection à l'injection intra-trachéale : chez les tuberculeux le larynx est souvent malade, atteint d'œdème des aryténoïdes ou des cordes vocales : peut-on malgré cela faire une injection ? Nous croyons que oui si le malade n'en ressent pas trop de douleur, dans le cas contraire il ne faut pas insister et le mieux pour nous est d'avoir recours à l'injection trachéale directe.

De plus par la bouche, quoi que l'on fasse, on aura toujours un réflexe plus ou moins violent et par suite une sensation désagréable. Il faudra donc aller vite et le maximum de ce que l'on peut injecter nous paraît ne devoir guère dépasser de 5 à 10 cc.

Autre chose: dans les maladies aiguës, quand le malade comme dans notre observation I, a du délire, il est impossible de traverser le pharynx et le larynx et par suite de pousser notre injection. Dans ces différents cas nous croyons que l'injection trachéale directe doit faire place à l'injection intra-trachéale. Celle-ci, en principe est la méthode de choix, mais quand on veut agir vite et injecter 50 ou 60 cent. cubes comme cela nous paraît devoir être le cas dans les pyrexies aiguës, l'injection trachéale directe doit être préférée.

Bottey dans son travail intitulé : « Possibilité des injections trachéales chez l'homme comme voie d'introduction des médicaments », décrit comme suit son instrumentation : « Après anesthésie de mon larynx au moyen d'une solution de chlorhydrate de cocaïne à 1/10 et application du miroir laryngien, j'introduisis une seringue de 25 cent. cubes de capacité pourvue d'une canule très fine et convenablement courbée puis j'injectai dans la trachée peu à peu en dirigeant le liquide le long des parois un peu moins de la moitié de la seringue soit 10 grammes d'eau distillée. » On le voit, technique et outillage sont bien mal indiqués dans ce passage : retenons seulement une chose, c'est que Bottey se sert du miroir laryngien.

Beehag au contraire décrit beaucoup mieux son instrumentation et nous trouvons son procédé reproduit dans la publication de Dor et Garel : « Seringue laryngienne ordinaire — d'un modèle que j'ai modifié, construite par Mathieu de Paris, et Gardner à Edimbourg, sert à injecter le liquide dans le larynx quand il est le siège de la maladie et dans la trachée quand le poumon est seul affecté. La capacité de la seringue est de 12 cent. cubes — terminée par un tube de 12 centimètres de longueur recourbé comme une sonde laryngienne. Ce tube correspond au n° 16 de la filière Charrière, plus tard il fut construit en métal et correspondit par suite au 12 de la filière Charrière et fut stérilisable. Plus tard il fut allongé de 5 centimètres ce qui le mit à 17 centimètres. Ceci fut fait pour éviter que la canule ne ressorte de la trachée. »

La seringue de Beehag est celle qui sert encore à tous les auteurs. Dor, Garel, Mendel, ne se sont servis que de celle-ci (1). Avant de voir quelles modifications nous avons apportées à cette instrumentation, il nous faut, semble-t-il, élucider une question : Faut-il, ou ne faut-il pas employer le miroir laryngien ? Polémique qui existe entre MM. Dor, Vincent et Rivière, et M. Mendel. Les premiers tenant pour l'affirmative, le second pour la négative. Chacun apporte ses arguments : on ne peut, disent Vincent et Rivière (*M. M.*, 1889) assimiler le cathétérisme du larynx au cathétérisme de l'urèthre ou de la trompe d'Eustache. — Au contraire, dit Mendel, (*M. M.* 1901) ce sont des opérations analogues et de même que l'on n'a nullement l'idée d'éclairer l'urèthre pour le cathétérisme uréthral, de même pour notre méthode le miroir est inutile.

Nous pensons qu'il faut mettre les choses au point. Quand nous ne connaissons pas la susceptibilité du

(1) Le docteur Coromilas a fait construire (1898), par M. Mariaud. une seringue, à laquelle il donne le nom de seringue injectrice et inspiratrice et qui diffère de celle de Beehag et de la nôtre surtout, par l'adaptation sur la canule injectrice, d'une deuxième canule plus grosse qui porte deux ouvertures latérales, de telle sorte que le malade peut au moment où l'on injecte le liquide, faire un effort d'expiration. Le grand reproche que nous faisons à cette seringue, est la difficulté de son maniement, qui force à mettre beaucoup de temps pour faire l'injection. Nous croyons en effet, que plus l'injection est rapide mieux cela vaut, car on évite beaucoup plus aisément les réflexes. Au reste, l'injection du docteur Coromilas est beaucoup plus douloureuse que la nôtre.

malade nous ne demandons pas mieux que de nous servir
du miroir, car alors une fois la glotte bien éclairée, c'est
un jeu de passer la canule sans même que le malade la
sente. Dans les cas contraires, qui sont les plus fréquents,
il nous semble que le miroir est inutile.

Quant au dispositif dont nous nous servons dans le
service de notre maître le professeur Hayem, nous
croyons ne pouvoir mieux faire que de reproduire ici la
technique et l'instrumentation décrite, par M. Rosenthal
et G. A. Weill à la Société de Biologie, (juillet 1901). Les
figures jointes au texte expliqueront mieux que tout
commentaire les modifications que nous avons apportées
au dispositif des auteurs précédents.

« On adapte à une seringue de 10 cmc. à piston de

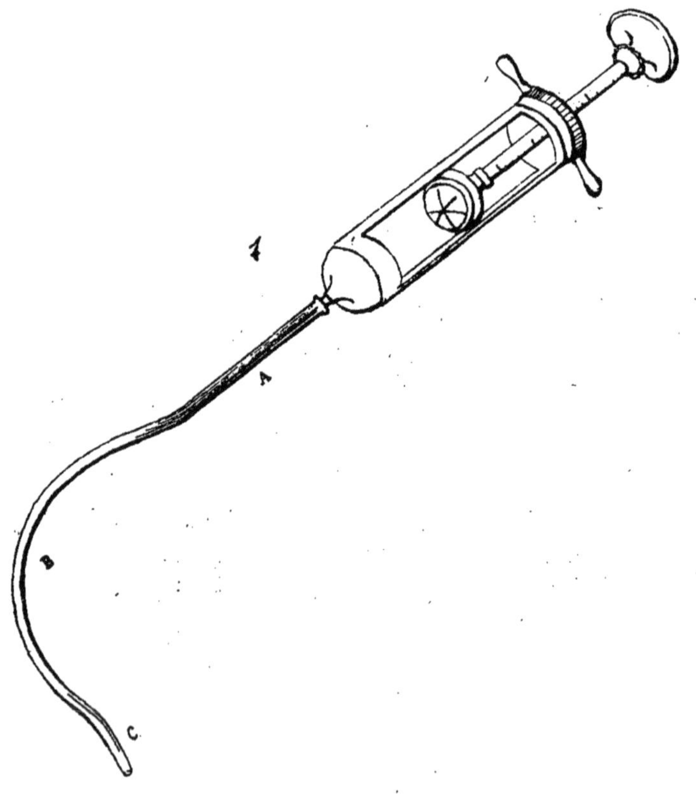

FIG. 1

préférence en amiante, notre canule composée d'une partie buccale rectiligne (A) déjetée à droite pour ne pas masquer le champ, une portion courbe (B) contourne la base de la langue, et dépasse le quart de cercle pour se présenter normalement à l'orifice du larynx, puis la sonde se redresse en une portion trachéale (C) rectiligne de 25 mm. perpendiculaire à la portion buccale.

Pour empêcher, lorsque l'on pousse l'injection, la canule de se séparer de la seringue, sur nos indications MM. Collin ont ajouté une bride indépendante qui maintient la canule solidement.

On fait tenir au malade sa langue de la main gauche avec un linge (figure 2), la tête à peine défléchie. L'opé-

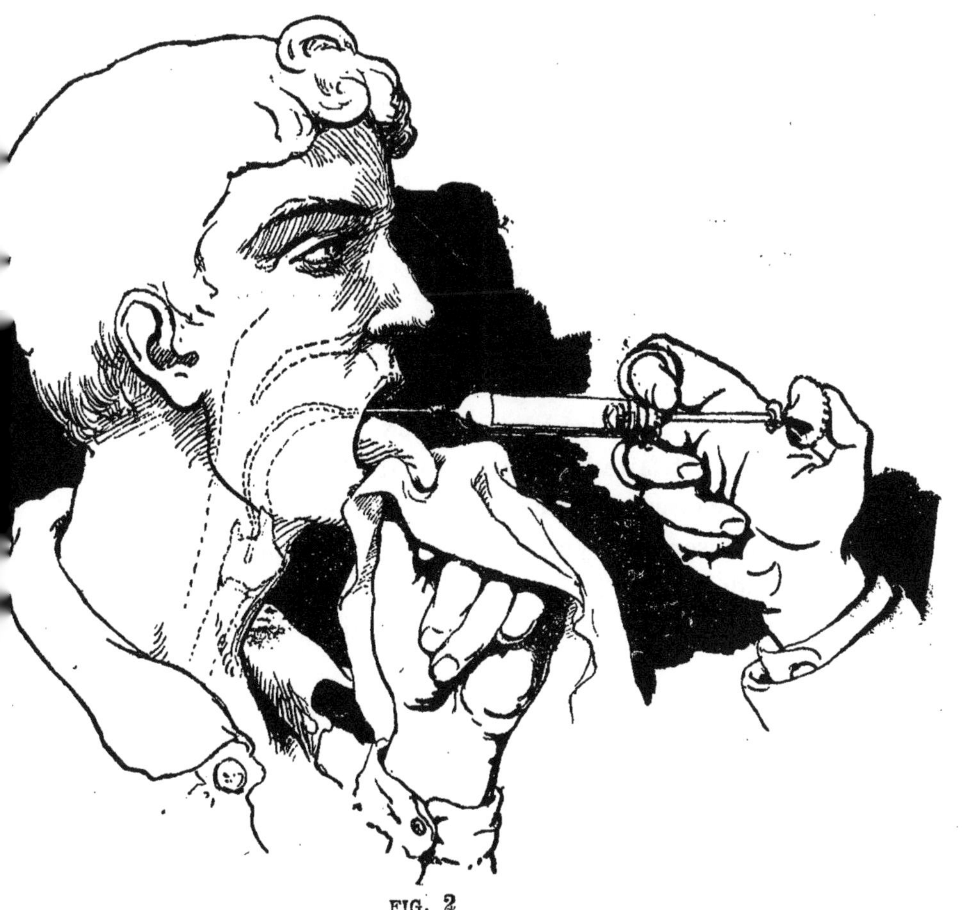

rateur avec l'index gauche reconnaît le bord droit de l'épiglotte et le repli qui lui fait suite jusqu'à l'aryténoïde et sur ce guide de la main droite introduit la canule, sans hésitation. Si la glotte n'est pas franchie du premier coup, attendre en appuyant légèrement comme on fait le cathétérisme appuyé des autres voies. Aussitôt la canule entrée à fond, pousser rapidement l'injection. Le malade aussitôt ferme la bouche et respire profondément par le nez. Au besoin la compression des pneumogastriques derrière les sterno-mastoïdiens calme le spasme.

On peut injecter en une fois 3 à 5 cmc. sans provoquer de réflexes. Nous avons chez certains malades, après quelques séances, injecté 10 cmc. d'un seul coup.

L'appréhension des malades est la cause habituelle du spasme et de l'insuccès de l'opération ; il faut s'attacher à calmer leurs craintes. »

En somme instrumentation fort simple, technique facile. Il faut seulement regarder faire pour arriver au bout de deux ou trois fois à pratiquer très bien cette injection.

Calmer les malades, leur expliquer que l'on n'a aucun mal à leur faire est le point essentiel. Ceci fait, à moins que l'on n'ait à faire à un nerveux et à un pusillanime l'injection est faite bien rapidement. Mais comme il est impossible de supprimer complètement le réflexe à moins de cocaïniser le larynx, et que sous les efforts de toux le malade arrive facilement à rejeter le contenu de son estomac, nous pensons que cette injections doit être faite à jeun.

Le larynx devenant très vite d'une grande tolérance,

l'opérateur lui-même prenant, avec l'habitude, facilement le tour de main, il arrive qu'au bout de quelques jours on peut faire ces injections avec autant de facilité qu'une injection hypodermique.

Bottey, à la fin de son travail « Possibilité des injections trachéales comme introduction des médicaments », ajoute : « Je n'ai pas fait d'expériences en traversant la trachée. A la suite des expériences faites sur le cadavre je suis convaincu qu'on pourrait traverser sans inconvénient la partie antérieure de la trachée sans blesser la paroi postérieure mais ces expériences ne devraient pas être tentées à une consultation externe. » On le voit, cet auteur avait, par suite, compris quels avantages on pouvait retirer de cette méthode.

Bouchard dans son Traité de thérapeutique des maladies infectieuses dit : « Gohier, Colin, Segalas, Jousset de Bellesme ont utilisé cette tolérance des bronches et du poumon pour introduire des médicaments par cette voie. C'est ainsi que dans la fièvre pernicieuse on a injecté par une piqûre de la trachée une solution de sulfate de quinine. »

Mais nous croyons que ce sont MM. Rosenthal, G.-A. Weill et nous qui avons les premiers remis en honneur cette méthode tombée en oubli. Et cependant il nous semble qu'elle est appelée à rendre de très grands services, surtout avec le dispositif dû à M. G.-A. Weill et qui permet de laisser la canule à demeure. Dans les cas graves, dans les pyrexies aiguës qui nécessitent de la rapidité en même temps qu'une assez grande quantité de liquide injecté à la fois, nous croyons que ce sera là

la méthode d'avenir. D'une pratique et d'une difficulté
un peu plus grande que l'injection intra-trachéale, elle
est au fond cependant très simple et à la portée de tout
praticien. Souvent même des malades au larynx irritable et au réflexe pharyngien trop violent la préfèrent à
la première.

Voici quelle instrumentation et quelle technique nous
suivons dans le service de notre maître, le professeur
Hayem : « Notre aiguille creuse (fig. 3) est du calibre

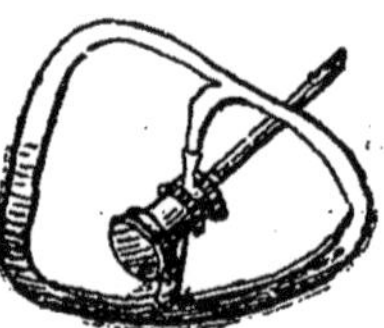

FIG. 3

d'une aiguille à sérum, la longueur de la partie péné-
trante est 18 mm. Son canon est monté par des pivots
horizontaux sur un cadre, de sorte que le cadre étant

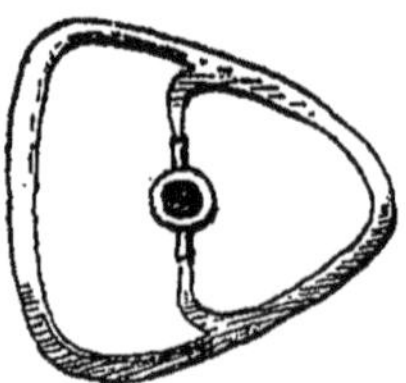
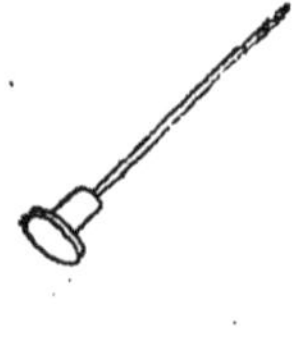

FIG. 4

collodionné à la peau peut suivre les mouvements de la
trachée. Le cadre dont le centre reste découvert permet
de surveiller l'orifice de pénétration dans la peau.

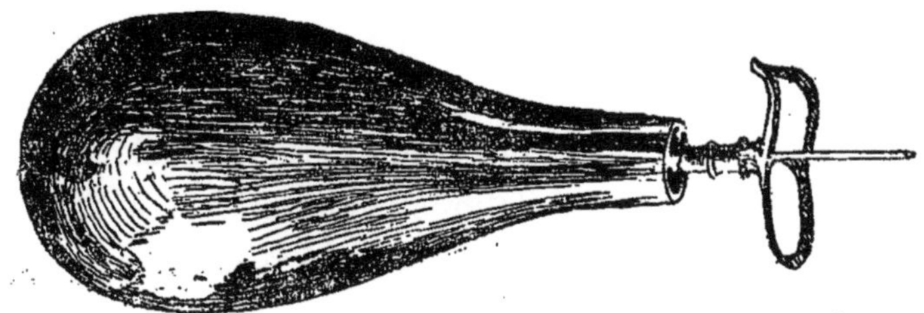

FIG 5

Le malade a la tête légèrement fléchie en avant ; l'aiguille fixée sur son manche (fig. 5) est enfoncée d'un
seul coup perpendiculairement au-dessous de la cricoïde
puis on passe le mandrin pour s'assurer de la perméabi-
lité. On raccorde avec un caoutchouc par lequel on injecte le liquide aussi lentement que l'on veut, le malade
étant couché ou assis. En effet par cette méthode il n'y
a ni toux ni spasme.

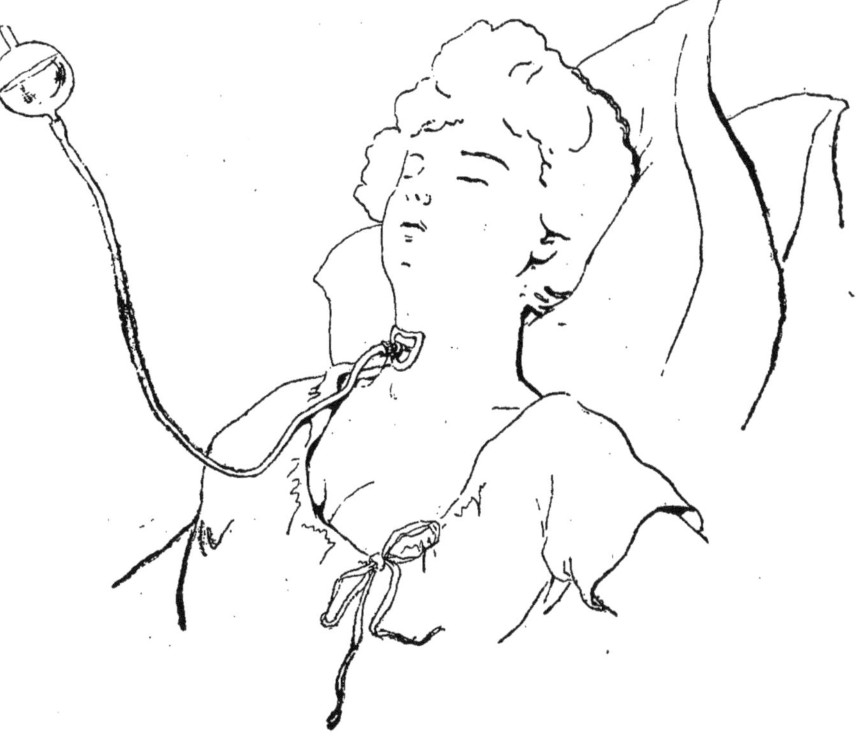

FIG 6

Le volume injectable est beaucoup plus considérable que par la voie buccale ; nous n'en avons pas encore déterminé le maximum utilisable ; il doit être très éloigné d'après les expériences de Colin surtout si l'on a soin d'injecter goutte à goutte. Aussi, le cadre étant collodionné, on peut laisser l'injection pénétrer d'elle-même en élevant le récipient contenant le liquide.

Il est possible de laisser notre aiguille à demeure huit jours sans inconvénient et de répéter tous les jours l'injection ; dans l'intervalle on laisse le mandrin qui suffit à empêcher la pénétration de l'air.»

Les avantages de cette canule à demeure sont réels et nombreux. Augmentation du liquide injecté, possibilité de faire notre injection sans déranger le malade. Elle est sans contredit supérieure à l'injection trachéale directe par simple ponction de la trachée. Dans ce dernier cas en effet les traumatismes répétés amènent forcément un peu d'hématome péri-cricoïdien, et souvent même on est obligé de cesser plusieurs jours les injections.

Avec la canule à demeure et un dispositif analogue à celui des injections du sérum, on pourra, pensons-nous, facilement arriver à maintenir le poumon dans un bain de liquide antiseptique. Cette méthode ne peut par suite, puisque comme nous l'avons vu elle n'est pas dangereuse, qu'être très utile dans les maladies graves du poumon. Peut-être même pourra-t-elle être employée comme traitement des maladies générales où le spécifique ne peut être toléré par la voie stomacale. Au reste les expériences de Bottey (syphilis laryngo-trachéale) et celles du médecin de la marine, citées plus haut, permettent de croire à d'heureux résultats.

Que l'on veuille arriver au poumon par la voie buccale, ce qui nous semble être la méthode de choix en ce moment, ou par la voie trachéale directe, méthode qui est encore un peu neuve, nous voyons que la technique opératoire et l'instrumentation sont faciles et simples.

Reste maintenant à voir quelles sont les solutions qui ont été employées, qui le sont actuellement et quelles sont celles qui paraissent donner les meilleurs résultats.

CHAPITRE IV

Solutions à employer

De tout temps on a cherché un remède contre la tuberculose. Malheureusement la découverte du bacille de Koch n'a pas amené parallèlement celle du spécifique de la maladie. On a essayé de tout dans ce terrible mal ! Les inhalations qui ont eu beaucoup de vogue ont tour à tour été pratiquées avec du menthol, de l'eucalyptol, du gaïacol, de l'acide fluorhydrique.

Il n'est pas étonnant que notre méthode qui date de peu de temps ait profité de cet arsenal thérapeutique. Nous croyons qu'il y a deux choses à considérer surtout dans les solutions dont nous nous servons : d'abord le liquide que nous employons comme véhicule et ensuite les antiseptiques qu'il doit contenir.

Le liquide doit remplir plusieurs desiderata. — Il faut avant tout qu'il soit stérilisé ou stérilisable. Il serait en effet bien illogique de penser qu'on pourrait sous le couvert d'un antiseptique manquer à la première règle de prudence. Ce serait une faute dans laquelle nous ne voudrions pas que l'on pût tomber.

Il doit être de plus assimilable. Nous croyons en effet qu'il ne faut pas employer un liquide incapable de traverser le torrent circulatoire. C'est en effet par cette voie, au moins nous le pensons avec Colin, que se fait l'absorption pulmonaire.

Donc possibilité de stérilisation, assimilation, telles sont les deux grandes qualités que doit présenter le véhicule de nos injections. Ajoutons à cela que suivant tous les principes reconnus il ne faut pas injecter un liquide froid. On risquerait des accidents graves et en tous cas on aurait sûrement un réflexe plus violent. La solution doit donc être, nous le croyons, tiédie au bain-marie.

De plus dans les maladies longues comme la tuberculose le liquide ne doit pas être absorbé trop rapidement : mais au contraire pouvoir baigner quelque temps toute la surface pulmonaire.

Le meilleur véhicule de nos injections est donc l'huile d'olive stérilisée, qui, comme le dit Mendel (*P. M.*, août 1889), « est fort bien supportée, adoucit la causticité de certains médicaments et de plus est un véritable aliment. »

L'huile de vaseline ou la glycérine nous paraissent devoir être absolument rejetées car elles sont dangereuses. C'est l'avis de Dor et Garel qui après avoir expérimenté sur des lapins disent : « L'huile de vaseline ou la glycérine sont dangereuses et produisent chez les animaux des embolies pulmonaires et des infarctus. »

Ceci étant admis il nous semble que l'antiseptique qui doit être employé est peu important. C'est affaire de tâtonnements de la part du praticien et de tolérance de la part du malade. Les uns emploieront la créosote (Dor et Garel), les autres le menthol, l'eucalyptol, le gaïacol, etc., etc. Nous ne cherchons pas en effet tant à guérir la tuberculose qu'à offrir un terrain moins apte à son développement.

Dans ce but les antiseptiques sont tous bons. Mendel dans la *Presse M.* de 1889 semble avoir bien compris cette idée et nous citons ici ce qu'il dit pour se défendre d'avoir employé les essences minérales.

« Pour les substances à injecter, notre choix s'est porté
« sur les huiles essentielles en général et voici pourquoi :
« théoriquement les essences végétales sont bactéricides
« à un haut degré. On connaît l'expérience de Fréden-
« reich qui ayant placé une culture de tuberculose dans
« un bocal au fond duquel se trouvaient quelques gouttes
« d'essence remarqua que la culture se mourait ou ne
« se développait pas. Cet auteur affirme le pouvoir bac-
« téricide spécial de dix essences. Au point de vue prati-
« que plusieurs médecins entre autres Daremberg ont
« reconnu l'utilité de faire évaporer dans la chambre
« des malades quelques gouttes d'essence de cannelle.
« Sous l'influence de cette inhalation, dit Daremberg, la
« fonte tuberculeuse aboutit à la caverne sans grande
« fièvre et sans phénomènes sensibles d'intoxication
« putride. Parmi les dix essences dont le pouvoir bacté-
« ricide ou plutôt bacillicide a été signalé par Fré-
« denreich et qui sont les essences de cannelle, de Winter-
« green, de romarin, de menthe, d'origon, de thym,
« de géranium, de lavande, d'angélique, d'eucalyptus,

« nous avons adopté le thym, l'eucalyptus et la cannelle.
« Nous devions forcément choisir entre ces dix essences
« et d'autre part on sait que l'essence de thym a été con-
« sidérée comme égale en pouvoir antiseptique à l'acide
« phénique ; l'essence de cannelle est fort recommandée
« par Daremberg et jouit de propriétés excitantes. Enfin
« l'eucalyptus semble avoir une action élective sur les
« muqueuses broncho-pulmonaires. A ces substances
« nous joignons encore dans nos injections : le gaïacol
« moins excitant que la créosote, le menthol, le bromo-
« forme. Avant d'injecter ces médicaments chez l'homme
« nous en avons d'abord fait l'essai sur des chiens au
« laboratoire de M. le professeur Dastre à qui nous
« sommes heureux d'adresser nos vifs remerciements
« pour sa bienveillance. Nos chiens ont fort bien sup-
« porté ces injections à des doses et avec des quantités
« que nous n'avons pas encore atteintes chez l'homme. »

Mendel arrive par suite aux mêmes conclusions que
nous. Ce qu'il importe surtout de trouver, ce sont des
médicaments qui empêchent la flore *bacillaire* de germer
dans les poumons. En somme ce n'est pas tant le bacille
de Koch que nous cherchons à tuer, ce qui serait illu-
soire, mais bien les microbes (streptocoque, staphylocoque) qui sont des agents secondaires et diminuent d'autant la vitalité de l'organisme. Au reste le rôle que nous
donnons à ces injections est bien établi par Garnault qui
dans un article de la *Médecine moderne* paru en 1901:
« Zomothérapie et injections trachéales comme traitement de la tuberculose », cite deux observations que nous
publions plus loin et qui confirment cette opinion.

Pour nous, sous le conseil et la sage direction de MM. Rosenthal et Weill, nous avons modifié comme suit les injections de Mendel. Dans les cas de tuberculose nous injectons de l'huile au phosphite de gaïacol auquel nous joignons un peu d'une solution faible d'orthoforme. Ce dernier étant peu soluble, il faut agiter la solution au moment de s'en servir. Les résultats obtenus nous paraissent encourageants.

Quand nous voulons agir dans une maladie plus ou moins aiguë, nous avons recours aux injections massives par la voie trachéale directe.

Dans ces cas, comme il faut agir promptement et que même nous voulons donner une excitation à l'organisme entier afin de lui permettre de lutter contre l'envahisseur ; nous nous servons du sérum préconisé par notre maître le professeur Hayem.

   Eau distillée.............. 1000 gr.
   Chlorure de sodium........   7 —

auquel nous ajoutons, soit du phosphite de gaïacol, soit du thyocol.

Nous croyons que nos solutions doivent être toujours au 1/20 et par suite nous avons :

   Eau distillée.............. 100 gr.
   Chlorure de sodium........   0 gr. 70 cent.
   Phosphite de gaïacol.......   5 gr.
Ou Eau distillée.............. 100 gr.
   Ch. de sodium............   0 gr. 70 cent.
   Thoycol...................   5 gr.

Telles sont les solutions que nous employons dans le service de notre maître le professeur Hayem. Elles nous paraissent donner de bons résultats (1).

(1) Dans le cas d'infection putride du poumon, M. Mendel a fait des injections d'eau oxygénée à 12 volumes dédoublée avec du sérum artificiel. Ces injections ont donné de bons résultats : elles ne paraissent avoir aucun inconvénient sauf une légère sensation de brûlure suivant l'injection et disparaissant rapidement.

De même le Dʳ Béclère nous a dit avoir, par des injections intra-brachéales d'une solution d'eau oxygénée, beaucoup amélioré un jeune homme atteint de gangrène pulmonaire.

CHAPITRE VI

Résultats cliniques.
Indications. Contre-indications.

Comme toute méthode nouvelle, celle que nous venons d'étudier a besoin du contrôle du temps pour être assise définitivement. Avec une étude plus approfondie, on en arrivera à en mieux préciser les indications et les contre-indications, en un mot à en faire une méthode de traitement courant.

Il semble cependant que dès maintenant elle présente des avantages indiscutables.

Tous les auteurs qui s'en sont servis avant nous : Green, Bottey, Dor, Mendel lui ont trouvé une réelle valeur.

Tous sont d'accord pour reconnaître que sous son influence l'expectoration diminue. Ce fait est exact, toutes nos observations en font foi. Regardons l'observation I, cet homme qui arrive à l'hôpital expectorant un plein crachoir de muco-pus d'une odeur repoussante : en trois jours de traitement son expectoration est tarie. De même l'observatien II, qui est une véritable expérience clinique : ce malheureux en effet expectore, à son arrivée deux crachoirs par 24 heures. Il suit le traitement, ses crachats diminuent : il le cesse, son expectoration augmente. Nos observations et celles que nous avons trouvées dans les auteurs qui ont traité cette question, sont concluantes à ce sujet.

Un autre point non moins remarquable est le suivant :

Tout malade qui a une haleine fétide par suite, soit d'une gangrène pulmonaire, soit d'une bronchite fétide ou sphacèle superficiel des bronches, voit rapidement cette mauvaise odeur diminuer. Nos observations I et II en sont une preuve remarquable.

D'autre part un tuberculeux qui tousse énormément, et auquel ses quintes de toux donnent des douleurs intercostales souvent très violentes, voit, en même temps que sa toux diminue, ses douleurs disparaître. Les observations que nous citons et qui ont été prises dans le travail de Dor et Garel mentionnent toutes ce fait.

Dès lors, est-il étonnant que l'état général du malade s'en ressente et devienne meilleur ? Enlevez au tuberculeux cette toux qui le mine, cette expectoration qui l'obsède, et vous le mettrez, croyons-nous, dans les meilleures conditions pour prendre du poids. En effet il reviendra à la vie, et avec des idées moins tristes il se raccrochera aux chances de salut qu'il entrevoit. Il s'efforcera de mieux se nourrir et par suite avec la suralimentation, il augmentera de poids.

Et c'est du reste la seule chose que nous puissions espérer, car nous n'avons nullement la prétention de guérir les tuberculeux qui nous sont confiés par notre seule méthode. Nous prétendons, et nous espérons l'avoir montré dans notre travail, que notre traitement s'aidant de la cure au grand air, de la suralimentation et du repos doit procurer le soulagement aux malades. Encore faut-il, croyons-nous, ne pas opérer sur des cas trop graves : quand il y a de nombreuses cavernes et des signes d'infiltration des deux côtés, nous pensons que quelque traitement que l'on essaie, il y a peu de chances de guérison.

Si maintenant nous examinons les résultats obtenus dans d'autres maladies pulmonaires, nous voyons que notre méthode en donne d'excellents.

Dans la bronchite fétide nous arrivons en peu de jours à tarir l'expectoration et surtout à enlever cette odeur nauséabonde qui rend les malades si pénibles à soigner.

Dans les bronchites aiguës généralisées (observ. V) avec emphysème, nous sommes arrivé en peu de jours à tarir les sécrétions. De plus sous l'influence de ces injections les râles ronflants et sibilants diminuent, la respiration redevient calme et tranquille et en une quinzaine de traitement on obtient la guérison.

Nous n'avons pas encore la mesure exacte de ce que pourront produire les injections à doses massives que nous pouvons faire, grâce au dispositif de MM. Rosenthal et G. A. Weill. Nous croyons cependant que grâce à la canule à demeure on pourra agir non plus seulement sur les maladies broncho-pulmonaires mais aussi sur des maladies générales : telles que syphilis et fièvre paludéenne. Au reste, des expériences ont été faites (Bottey et le médecin de la marine) et paraissent devoir permettre de recommencer ces essais.

Il faudra, croyons-nous, préciser davantage les indications de ces injections. Pour nous, toute maladie pulmonaire en est susceptible. Mais cependant, il faut être prudent surtout avec les injections intra-trachéales : le malade pouvant avoir un réflexe laryngien violent, voire même un spasme de la glotte. Dans ces cas, les injections trachéales directes seront indiquées.

Si maintenant nous recherchons de quelles manières peuvent bien agir nos injections pour produire les effets salutaires dont nous venons de parler, il nous sera facile d'indiquer les principales. Il est un principe qui est et sera toujours exact, c'est d'aller chercher l'ennemi là où il se trouve. Dans les affections tuberculeuses qui sont du domaine de la chirurgie, on intervient dans beaucoup de cas. De même devons-nous agir en médecine. Et c'est ce que nous essayons de faire par nos injections, en nous rapprochant le plus possible de la lésion.

S'il s'agit d'un microbe peu virulent, staphylocoque, streptocoque ou autre, l'antiseptique que nous projetons sur cet hôte malsain ne peut que l'empêcher de ce développer. S'il s'agit d'un microbe plus virulent et surtout moins superficiel, tel que le bacille de Koch, nous empêchons qu'à lui s'allient des congénères qui ne peuvent qu'affaiblir l'organisme. Les microbes ainsi atténués, s'ils ne sont tués ne peuvent continuer leurs ravages, c'est déjà un premier point.

Mais de même que tout organe qui a été attaqué par un microbe est par le fait même lésé : de même aussi le poumon. Tuer l'agent infectieux est très bien, mais il faut aussi en quelque sorte faire un pansement sur la plaie qu'il a produite.

Or nos injections le font. L'huile qui séjourne quelque temps dans le poumon (une huitaine croyons-nous) calme l'irritation du tissu pulmonaire. L'antiseptique, lui, cautérise la lésion.

De plus, stérilisant les premières voies aériennes, les principes volatils que nous injectons empêchent le malade de se réinfecter et le mettent dans les meilleures conditions pour lutter contre l'envahisseur.

Enfin absorbés par le torrent cirulatoire, l'huile ou le sérum ne peuvent que donner au malade un coup de fouet qui lui permettra de lutter avantageusement contre la déchéance de l'organisme.

Donc action locale par pansements des bronches et des gros troncs bronchiques, action générale par absorption par le tissu pulmonaire, telles sont, croyons-nous, les deux grandes manières dont agissent nos injections.

De plus elles permettent de respecter la voie stomacale ce qui est, croyons-nous, un des points les plus importants dans le traitement de toutes les maladies.

CHAPITRE VI

Quelques observations

OBSERVATION I (personnelle)

*Gangrène pulmonaire. Injections d'huile au phosphite de gaïa-
col. Mort. Pas d'autopsie.*

Le nommé J. G..., âgé de 58 ans, exerçant la profession de
livreur, rentre le 25 juin 1901, salle Bazin, lit n° 14.

Ant. H. Parents morts : mère de la fièvre typhoïde. Père,
le malade ignore de quoi. Un frère et une sœur bien portants.
Un frère mort de méningite bacillaire.

A. pers. On ne relève aucune maladie infectieuse dans la
jeunesse du malade.

Pas de syphilis.

Alcoolisme notable (3 litres de vin, 2 absinthes, 2 cafés et
cognacs par 24 heures).

Homme robuste, marié et père de famille. Cependant depuis
quelques années a un passé pathologique très chargé :

En 1891 attaque d'influenza. Reste alité trois semaines. La
même année panaris avec phlegmou de la main et perte du
pouce droit.

En 1896 : Pleurésie dont le malade ne peut indiquer le
côté.

Il n'en reste nulle trace ; aurait été malade une dizaine de
jours.

Depuis pas de maladies jusqu'en janvier 1901. A ce moment il aurait eu des douleurs abdominales accompagnées de bronchite.

Depuis tousse souvent, mais a cependant continué son travail jusqu'au 20 juin dernier.

Le 20 juin dernier le malade est pris d'un violent frisson, avec toux et point de côté très pénible. La nuit il a des vomissemets noirâtres sans qu'il ait rendu cependant d'aliments. Dès le lendemain ses crachats sont couleur chocolat Un médecin le soigne chez lui deux ou trois jours : mais du délire, de la carphologie étant survenus, on le fait conduire à l'hôpital où il est admis le 21 juin. Chez lui déjà on avait remarqué que son haleine était fétide.

Examen du 24 juin. — Homme robuste, bien constitué : face couperosée par suite de ses habitudes étyliques. Teint pâle, yeux hagards ; T. 39.

Tube digestif, foie, rate, cœur, paraissent sains. Notons une bouche sale d'où s'échappe une haleine repoussante.

Peu d'expectoration (24 juin) quelques crachats spumeux.

Le thorax est bombé comme celui d'un emphysémateux et l'auscultation donne peu de chose : légers râles ronflants et sibilants dans toute la poitrine avec un peu d'obscurité respiratoire au sommet droit en arrière.

25 juin : Etat sensiblement le même, augmentation de l'expectoration qui a tendance à devenir fétide. T. 39.

26 juin ; T. 39. Expectoration franchement fétide et purulente

27 juin. T. 39. Délire nocturne : expectoration plus abondante (2 crachoirs en 24 heures, d'odeur repoussante.

Du 27 juin au 4 juillet. Les phénomènes ne font que s'aggraver malgré un traitement avec 4 gr. d'hyposulfite de soude en potion et des inhalations d'eucalyptus : l'odeur de l'haleine est tellement repoussante que personne ne peut rester auprès de ce malheureux.

Signes stéthoscopiques le 4 juillet. En arrière et à gauche submatité dans la fosse sus-épineuse.

En arrière et à droite diminution du murmure vésiculaire dans toute la hauteur sauf au sommet où la respiration est soufflante. Râles sous-crépitants dans tout le poumon et surtout nombreux à la base.

A gauche diminution du murmure vésiculaire, pas de râles.

En avant submatité dans la fosse sous-claviculaire droite V.T. normales.

Diminution du murmure vésiculaire des 2 côtés.

5 juillet : Diarrhée abondante jaunâtre et fétide sous l'influence de 30 gr. de sulfate de soude. On est amené à discuter le diagnostic de dothiénentérie, mais devant la fétidité repoussante de l'haleine et de l'expectoration on porte celui de gangrène pulmonaire généralisée.

6 juillet : L'odeur exhalée par le malade est telle que l'on est obligé de le mettre dans une salle d'isolement, les autres malheureux ne pouvant supporter sa présence dans la salle commune.

La potion à l'hyposulfite de soude, les inhalations à l'eucalyptus ne parvenant pas à améliorer l'état de ce malheureux, on se décide à pratiquer des injections trachéales d'huile au phosphite de gaïacol à 1/20. L'injection intratrachéale vraie étant impossible, vu l'état de délire et d'exaltation du malade, de même ne pouvant espérer maintenir une canule à demeure on injecte directement par ponction de la trachée.

On injecte une première fois très lentement 10 cc, d'huile au phosphite de gaïacol.

L'injection est parfaitement supportée, pas de réflexes et aucune sensation pénible pour le malade.

Le soir nouvelle injection de 10 cc. pas de réflexe, aucune gêne.

Donc en un jour 20 cc. d'huile au phosphite de gaïacol à 1/20.

7 juillet : Même état : cependant diminution notable de l'ex--
pectoration et de la fétidité de l'haleine.

Ce jour-là : injection en 2 fois, l'une le matin, l'autre le soir,
de 40 cent-cubes d'huile au phosphite de gaïacol.

Pas de gêne, pas de dyspnée, rien d'anormal, mais état général très mauvais.

8 juillet : Par suite de l'œdème produit sous la cricoïde à la
suite des piqûres répétées de la trachée on ne fait pas d'injection.

L'haleine est moins fétide, le malade n'expectore presque
plus.

Etat grave : 39.5 de température,délire violent.

9 juillet ; Nouvelle injection de 10 cc. d'huile au phosphite
de gaïacol.

Délire nocturne intense avecidée de suicide, ce qui nécessite
la présence d'un veilleur spécial. T. 39.5

10 juillet : Nouvelle injection de 10 cc. d'huile gaïacolée.

Etat sensiblement le même que la veille.

11 juillet : Etat tellement précaire qu'on n'ose tenter une
injection trachéale.

On fait 500 grammes de sérum. Malgré tous les efforts, le
malade meurt dans la journée.

L'autopsie n'a pu être pratiquée, la famille s'étant opposée à
ce que l'on touche au corps du défunt.

De cette longue observation nous croyons pouvoir tirer
quelques remarques intéressantes :

1. Inutile, croyons-nous, d'insister sur la gravité que l'alcoo
lisme a donnée à cette maladie. Cet homme meurt en effet
autant de son intoxication éthylique que de sa maladie pulmo·
naire.

2. Sûrement il y a eu depuis nos injections :

α) Une diminution notable de l'expectoration ;

β) Une diminution encore plus sensible de la fétidité de
l'haleine.

3. Enfin même chez cet homme qui était dans un état si pré-

caire nos injections n'ont produit aucune gêne respiratoire, ni aucun effort de toux.

OBSERVATION II (Personnelle).

Bronchite fétide. Injection intratrachéale d'huile au phosphite de gaïacol à 1/20. Amélioration notable.

Le nommé R..., âgé de 45 ans, exerçant la profession de peintre en bâtiment, entré le 10 mai 1901, salle Bazin, lit nº 13, sorti de l'hôpital 20 juillet 1901.

Rien de bien particulier dans les antécédents héréditaires de cet homme.

A. p. Pas de spécificité, pas d'alcoolisme, mais étant ouvrier, il travaille dans le plomb et a une intoxication saturnine très marquée.

Il y a six ans aurait eu une attaque d'encéphalopathie saturnine pour laquelle il aurait été soigné à Saint-Antoine dans le service du docteur Hanot. Aurait eu depuis un eczéma de la face et aurait été soigné à l'hôpital Saint-Louis par des applications de caoutchouc.

Cet homme a toujours été un tousseur. Il toussait le matin sous forme de pituites mais n'avait pas ou peu d'expectoration dans le reste de la journée.

Depuis le 4 ou le 5 avril dernier, c'est-à dire depuis 2 mois, la toux a augmenté avec point de côté à droite et sensations de battements au niveau des tempes. En même temps amaigrissement assez notable (7 livres en 2 mois). Dès ce moment le malade et son entourage remarquent que son expectoration est fétide.

Ne pouvant se faire soigner chez lui, il entre à l'hôpital Saint-Antoine, salle Bazin, le 10 mai 1901.

A son entrée on est frappé surtout par la toux qui est opiniâtre, presque continue, avec une expectoration horriblement

fétide et surtout très abondante (3 à 4 crachoirs par 24 heures).
Les crachats sont verdâtres, purulents...

L'appareil digestif est en assez bon état : l'estomac, le foie,
la rate, le cœur sont normaux. Notons seulement un très mauvais état de la bouche, les dents sont recouvertes d'un gros
liséré verdâtre.

Poumons : L'auscultation donne les résultats suivants :

I. Percussion. — *A)* A droite et en avant : matité au sommet, rien dans le reste. A gauche et en avant : Rien.

B) A droite et en arrière : matité au sommet droit descendant
jusqu'au niveau de la pointe de l'omoplate. A gauche : sonorité
normale.

II. Auscultation. — A droite et en avant : gros craquements.
A gauche et en avant : respiration soufflante. A droite et en
arrière : gros souffle avec râle caverneux. A gauche et en arrière : râles caverneux, bulleux et sibilants disséminés dans la
poitrine.

17 mai : Même état. Cependant plus il va, plus le malade
s'affaiblit. Son expectoration devient de plus en plus abondante
(crachats épais, visqueux, franchement purulents).

Potion avec 3 centigrammes d'hyposulfite de soude, pulvérisation avec de l'eucalyptus ; mais malgré ce traitement,
fétidité de l'haleine et crachats ne diminuent nullement.

21 mai : Crises d'étouffements, teint blafard, figure décolorée,
yeux cernés.

Dyspnée violente, 40 respirations à la minute. Pouls à 60.

Expectoration sous forme de vomique, horriblement fétide.

Mèmes signes pulmonaires qu'à l'entrée.

24 mai : Devant la fétidité de l'haleine et des crachats qui
malgré la potion à l'hyposulfite de soude et les inhalations à
l'eucalyptus n'a pas cessé, on essaie de faire pénétrer directement les antiseptiques dans le poumon.

M. Weill fait donc une injection trachéale directe ; après avoir
introduit dans la trachée l'aiguille que nous avons figurée dans
ce travail, on injecte lentement 5 centimètres cubes d'huile au

phosphite de gaïacol à 1/20. Cette injection a pour premier effet de calmer les efforts de toux. Mais deux ou trois heures après, repris de ses accès de suffocation, le malade rejette la canule dans les efforts de toux.

25 mai : L'expectoration semble cependant avoir un peu diminué et surtout être moins fétide.

A partir de ce moment on injecte par la voie trachéale presque tous les jours 10 centimètres cubes d'huile au phosphite de gaïacol à 1/20. Cependant le malade n'ayant pu garder sa canule à demeure au début de juin, on a essayé de faire des injections intratrachéales.

On en a pratiqué environ deux par semaine du 10 juin au 1er juillet. Au début le malade a un peu de dyspnée son larynx étant assez irritable mais rapidement il s'habitue à ces injections. Les résultats ont été les suivants :

La courbe de température indique que le malade n'a eu aucune élévation de température. Or le 8 juin il crachait encore au moins deux crachoirs par jour. Crachats épais, visqueux, jaunâtres et d'odeur putride.

Le 10 juin ses crachats étaient encore très purulents quoique moins abondants. Depuis ce moment les injections intratrachéales ont été faites et l'on a constaté dès le 24 juin :

1. Que le malade n'expectore plus qu'à peine un crachoir en 24 heures ;

2. Que son expectoration est beaucoup moins fétide ;

3. Que son facies a changé complètement : dans un état presque comateux il y a encore trois semaines, il a maintenant bien meilleure mine et mange avec appétit ;

4. Son poids qui au 24 mai était de 90 livres se trouve au 24 juin être de 102... On voit quelle amélioration il y a eu dans son état.

Le 28 juin, un peu avant que l'on pratique l'injection intratrachéale, le malade avait mangé. Au moment où l'on injectait, il eut un peu de spasme et sous un effort de toux rendit ce qu'il avait pris.

— Vexé de cet accident, il n'a plus voulu entendre parler de s injections.

Dès lors jusqu'au moment où il est sorti de l'hôpital son état ne fait que décliner.

Son expectoration reparaît abondante (un crachoir par 24 heures), très putride.

Les signes stéthoscopiques aussi reviennent. De même son teint reprend cet aspect blafard qui nous avait frappé. En somme il sort de l'hôpital au commencement d'août sur sa demande dans un très mauvais état.

Cette observation nous semble très intéressante.

Nous avons vu combien sous l'influence des injections le malade avait repris ; nous avons pu aussi nous rendre compte de l'utilité de ces injections puisque aussitôt qu'elles ont été cessées le malade a de nouveau été repris de sa toux.

OBSERVATION III (Personnelle).

Tuberculose pulmonaire. Phtisie laryngée. Injections intra-trachéales d'huile au phosphite de gaïacol. Amélioration.

La nommée G..., entre salle Moiana en juin dernier. Elle est maigre, très anémiée, et très faible. Elle tousse depuis plusieurs mois et est atteinte d'aphonie.

Rien de bien particulier dans les antécédents de cette malade.

Ni syphilis ni alcoolisme.

Il y a un an rhume négligé, pleurésie droite à la suite. Elle se soigne chez elle.

Depuis elle tousse et crache beaucoup : depuis un mois elle se traine et finalement rentre à l'hôpital.

On constate tous les signes d'une bacillose au deuxième degré surtout au niveau du poumon droit où l'on perçoit des craquements au sommet.

De plus son larynx est atteint de grosses ulcérations et M. Weill diagnostique une laryngite bacillaire.

Au commencement de mai on soumet la malade aux injections intra-trachéales d'huile au phosphite de gaïacol à 1/20.

On lui fait des injections de 5 cc. chaque fois, deux fois par semaine.

La malade les supporte très bien. Elle les réclame même.

Sous l'influence de ce traitement son appétit revient, elle crache moins. Ne voulant pas rester à l'hôpital, elle sort vers la fin de juillet. Elle nous promet de revenir faire faire ses injections deux fois par semaine. Elle est en effet revenue une ou deux fois mais depuis le mois d'août nous l'avons perdue de vue.

OBSERVATION IV (Personnelle).

Mme G..., femme de ménage, âgée de 55 ans, rentrée salle Moiana, lit n° 14, le 17 juin 1901, sortie le 13 juillet, est atteinte de tuberculose pulmonaire et laryngée.

Rien de particulier dans ses antécédents héréditaires.

Pas de maladie, dans sa jeunesse. Réglée régulièrement. Mère de famille mais deux enfants morts en bas âge de méningite probablement.

Point de côté, toux et aphonie depuis six mois, sueurs nocturnes, perte d'appétit, amaigrissement considérable ;

Etat pulmonaire à son entrée : Inspiration rude aux deux sommets.

Râles humides et craquements surtout à gauche.

Expectoration abondante et purulente.

Etat du larynx : Rougeur et érosions des cordes vocales surtout à droite. .

On lui fait des injections intratrachéales d'huile au phosphite de gaïacol à 1/20 .

Au début réflexe violent, qui oblige même à badigeonner le larynx avec une solution de cocaïne à 1/10.

Peu à peu la malade s'y habitue et on arrive sans badigeonnage à la cocaïne à faire les injections.

Du 20 juin au 13 juillet : tous les deux jours une injection de
10 cc. d'huile au phosphite de gaïacol.

Etat au 13 juillet, jour du départ de l'hôpital.

Expectoration nulle.

Râles redevenus beaucoup plus secs, plus de point de côté,
mais persistance des craquements à gauche.

La malade nous quitte, ne pouvant rester plus longtemps à
l'hôpital. L'état de son larynx est à peu près stationnaire.

OBSERVATION V (Personnelle).

Le nommé G..., décorateur, âgé de 39 ans, rentré à l'hôpital Saint-Antoine, salle Bazin, lit n° 18, atteint de tuberculose
pulmonaire.

A. H. Rien de particulier dans ses antécédents héréditaires
aucune tare.

A. P. Rien de notable : a cependant toujours été un tousseur
et depuis six mois sa toux augmente beaucoup. Pas ou peu
d'amaigrissement, mais sueurs nocturnes abondantes. Très
faible et ne pouvant pas travailler, rentre à l'hôpital le 1er juillet dernier.

Etat pulmonaire :

En avant : Matité au niveau du sommet gauche avec douleur
à la pression et diminution des V. T.

Auscultation : gros craquements, râles humides et bulleux
surtout à gauche.

A droite, légers craquements et respiration soufflante.

En arrière : matité à gauche et au sommet.

Diminution des V. T.

Submatité à droite.

Auscultation : à gauche respiration soufflante avec quelques
râles dans tout le poumon.

A droite : respiration soufflante.

Expectoration peu abondante mais douloureuse.

Du 1er juillet au 1er août, tous les deux jours injection intra-trachéale de 10 cc. d'huile au phosphite de gaïacol.

Sous l'influence de ce traitement : diminution de la douleur peu ou pas d'expectoration, les signes stéthoscopiques restent les mêmes, le malade sort le 1er août.

OBSERVATION VI (Personnelle).

Le nommé G..., âgé de 50 ans, égoutier, entre salle Bazin, lit n° 13, le 23 septembre dernier.

Bronchite aiguë avec emphysème, pas de bacille de Koch.

A.H. Rien de bien particulier, mère morte de fièvre typhoïde, père du charbon : un frère et une sœur bien portants.

A. P. Ni syphilis, ni alcoolisme, aucune maladie jusqu'en 1870 où il a une première attaque de rhumatisme articulaire aigu, une deuxième attaque en 1878, en 1880 troisième attaque.

En 1898 aurait eu une intoxication due à son métier pour laquelle il serait resté deux mois dans le service.

Maladie actuelle : Au début de septembre dernier fatigue et lassitude générale accompagnées de toux et d'accès d'étouffements. Se soigne quinze jours chez lui mais devant l'aggravation de son état se fait conduire à l'hôpital ou il est admis (23 septembre 1901).

A son entrée on constate une bronchite généralisée avec râles ronflants et sibilants dans toute la poitrine. Rien au cœur, rien dans les urines, appétit nul, peu de température, mais teint plombé qui indique une sorte d'intoxication.

Expectoration abondante : un crachoir et plus en 24 heures et quelques légers filets de sang :

Traitement : V. S. potion à la terpine.

Du 1er octobre au 30, on fait tous les deux jours une injec-

tion intratrachéale de 10 cc. d'huile au phosphite de gaïacol :

Sous l'influence de ce traitement, l'expectoration commence
par se fluidifier puis diminue considérablement.

Du 10 octobre au 20 octobre le malade a une légère attaque
de rhumatisme articulaire aigu qui cède facilement au salicy-
late.

Dès le 20 octobre l'appétit renaît, les forces reviennent, l'expectoration diminue et les râles ronflants et sibilants disparaissent.

Le 20 octobre examen bactériologique des crachats permet de
reconnaitre qu'il n'y a pas de bacilles de Koch.

Le 30 octobre le malade beaucoup amélioré quitte l'hôpital.
Il mange bien, tousse beaucoup moins et reprend ses forces.

L'examen bactériologique a permis de constater que chez ce
malade, il n'y avait pas de bacilles de Koch. Au 25 octobre peu
de microbes il n'y a que quelques rares pneumocoques.

OBSERVATION VII (Personnelle).

*Taberculose. — Injection intratrachéale d'huile au phosphite
de gaiacol à 1 2/0. Amélioration notable.*

Le nommé Ch..., âgé de 28 ans, exerçant la profession de
tonnelier, entre à l'hôpital Saint-Antoine, salle Bazin, n° 18
bis, le 13 juin 1901.

Rien de particulier dans les antécédents de ce malade,

Pas de syphilis, pas d'alcoolisme net. C'est un homme bien
constitué qui entre pour des douleurs intercostales et surtout
pour une toux opiniâtre qui le fatigue.

L'examen du malade permet de constater que son tube digestif, son appareil circulatoire sont sains. Il a une laryngite
chronique et parle difficilement. Le matin surtout il est très
enroué. Depuis quelques mois il a maigri beaucoup.

L'auscultation permet de constater :

Percussion en arrière et à droite. Légère submatité dans la fosse sus-épineuse droite. V. T. normales.

En arrière et à gauche : submatité dans la fosse sus-épineuse.

Auscultation : en avant et à droite ; diminution du murmure vésiculaire, respiration soufflante.

En avant et à gauche respiration normale.

En arrière et à droite, respiratiou rude.

En arrière et à gauche, légers craquements perceptibles après avoir fait tousser le malade, expectoration abondante.

On soumet le malade aux injections intratrachéales d'huile au phosphite de gaïacol à 1/20.

Il les supporte très bien, pas ou peu de réflexe. On lui fait une injection de 10 cent. cubes tous les deux jours.

Sous l'influence de ce traitement son expectoration a beaucoup diminué, les douleurs intercostales ont cessé. Son appétit est revenu, il augmente progressivement de poids, 112, 114, 116.

Devant ces bons résultats le malade demande lui-même ses injections. Au milieu de juillet quitte l'hôpital pour reprendre son travail ; obligé d'aller à la campagne où il avait des parents, le malade malgré sa promesse n'est pas revenu nous voir avant le mois d'août.

Mais à notre retour de vacances au début d'octobre il est revenu nous demander de lui faire des injections.

A ce moment son état est sensiblement le même qu'à la fin de juillet. Cependant il expectore un peu plus. Au point de vue stéthoscopique les signes sont restés les mêmes.

Nous avons repris une série d'injections mais le malade n'ayant pas voulu se faire hospitaliser de nouveau, nous n'avons pu que le faire durant une huitaine et nous l'avons ensuite perdu de vue.

Observation VIII

In *Médecine moderne*, 1901, article de Garnault, zomothérapie
et injections intra trachéales.

*Tuberculose pulmonaire. — Traitement par la viande crue
aidée des injections intratrachéales. — Amélioration
notable.*

M. V... 45 ans, taille 1^{m}59, petit, mais avant sa maladie
très vigoureux, exerce avec talent la profession de premier dan·
seur dans un théâtre de Paris. Pas d'antécédents héréditaires.
A pesé jusqu'à 140 livres, depuis l'âge de 40 ans en pesait 136,
a commencé à maigrir et a craché du sang dès juin 1889 ; en
avril 1900 a été arrêté pendant 4 jours. Sa voix a commencé à
se voiler en juin dernier ; il revint extrèmement déprimé de
province où pendant une représentation en plein air il fut
mouillé par un terrible orage. Dans le cours de septembre le
malade perdit connaissance dans les coulisses après avoir
dansé en scène et depuis ne reparut pas à son théâtre.

Lorsque j'examinai le malade le 13 octobre, l'état de faiblesse
et de consomption était très avancé. Le malade avait craché du
sang à plusieurs reprises, la toux était continuelle, les crachats
très abondants, l'amaigrissement extrême et l'aspect du visage
effrayant.

L'examen des crachats fait par le docteur Fankel donne des
crachats très épais, purulents, verdâtres sans odeur, bacilles de
Koch 51.590 par 1/2 goutte de crachat, plus de 2 millions par
cent. cube ; microcoques tétragènes en petit nombre, ni staphy-
locoques ni streptocoques.

A l'auscultation j'observai : matité, exagération des vibra·
tions vocales, craquements secs dans les deux sommets, en certains points craquements humides et râles cavernuleux. Le
larynx est très pâle, très anémié ; infiltration des cordes

vocales non ulcérées, papilles dans la région interaryténoï-
dienne.

Le malade est tellement faible et amaigri que sa survie
paraît limitée à quelques jours, au plus à quelques semaines.
Il s'en rend compte aussi bien que son entourage complètement
démoralisé. Le cas paraissait si grave et la chute dans les deux
derniers mois avait été si rapide que j'hésitai à me charger du
traitement.

J'ordonnai de pratiquer un vasistas mobile à la fenêtre du
malade, d'absorber le suc de 1 kilogramme de viande pressée
et ayant macéré dans un litre d'eau à la proportion que j'ai
indiquée et d'ingérer journellement 200 grammes de viande
pulpée roulée en boulettes dans du sucre.

Le vasistas ne fut pratiqué que le 1er novembre. Dans les
premiers jours le malade désespéré suivit fort irrégulièrement
son régime, mais l'appétit revenant le 23 octobre il prit dans
son jus de viande 400 grammes de pulpe et augmenta bientôt
jusqu'à 600.

Il compléta son alimentation avec deux verres de képhyr,
deux œufs, et quelques légères tartines de beurre.

Dès le 25 octobre j'instituai journellement des injections intratrachéales avec la seringue à canule laryngienne recourbée
de Béehag :

Huile d'olive....................	100 gr.
Menthol.......................	3 gr.
Ch. de cocaïne.................	0 gr. 50
Orthoforme....................	2 gr. 50

Les injections journalières étaient de 6 grammes. L'orthoforme étant peu soluble la solution doit être au préalable forte-
ment agitée.

La première semaine le poids était de 60 kilogrammes, la
deuxième semaine pendant laquelle le malade était découragé
et suivit irrégulièrement son traitement, il tomba à 59, la troisième il remonta à 60, la quatrième à 61, la cinquième à 61,750,

la sixième à 63, la septième à 62, et arriva à la douzième à
peser 66,500. En même temps que se produisait cet accroisse-
ment si extraordinairement rapide du poids, les transpirations
d'abord très fortes diminuèrent et disparurent complètement
dès le 15 décembre, les quintes de toux sont devenues extrêmement rares et les crachats ont complètement disparu.

A. l'extrême surprise de tous ceux qui l'ont connu et ne
croyaient plus le revoir, X... reprenait le 7 janvier sa classe de
danse.

OBSERVATION IX

*Tuberculose pulmonaire. — Injection intratrachéale d'huile
orthoformée. — Amélioration très notable. In Médecine
moderne*, 1901 article de Garnault.

J'ai commencé à soigner en 1899 fin septembre un prêtre,
M. l'abbé B., curé dans l'Oise qui me fut adressé par M. le
docteur Duhourcau de Cauterets. A ce moment la maigreur
était effrayante, les forces déclinaient de jour en jour, une toux
constante ne laissait au malade pas un instant de trêve ni de
répit. Crachats très abondants et verdâtres fréquemment san-
guinolents. M. Rendu avait posé le diagnostic d'adénopa-
thie trachéobronchique que je crois exact. Au moment où
j'entrepris après qnelques hésitations de soigner le malade, le
docteur Duhourcau et le docteur Caillaux de Crépy-en-Valois,
médecin ordinaire du malade, considéraient le cas comme désespéré.

Le traitement de Cauterets n'avait produit aucune amélioration, au contraire. J'instituai le traitement journalier par l'injection intratrachéale d'orthoforme et le malade passe ainsi
toute la mauvaise saison à Paris. L'abbé B., ne put se soumet-
tre à la suralimentation conseillée.

D'une manière générale ce malade s'améliora progressivement et régulièrement mais lentement. Pendant le traitement

de six mois que je lui fis subir, le poids est passé de 56 kilog.
500 à 62 kilog.,en mai la toux avait complètement disparu, les
crachats ont diminué, les forces sont revenues,le malade n'est
assurément pas guéri, mais tous les médecins qui l'ont vu l'a-
vaient condamné à brève échéance, il a été débarrassé de sa
toux terrible et ininterrompue et tous les autres symptômes se
sont amendés, il ne peut être question ici de viande crue, les
résultats paraissent entièrement dus aux injections intratrachéales d'orthoforme puisqu'il n'a été pratiqué aucun autre
traitement.

OBSERVATION X

(InDor : Traitement de la tuberculose par les injections intra-
trachéales d'huile créosotée).

Tuberculose pulmonaire à gauche. Injection d'huile créosotée.
Amélioration.

M..., 54 ans, manœuvre, entré le 3 juin 1889, salle Saint-
Maz., n°.8

Aucun antécédent héréditaire, le malade est marié et sa
femme paraît atteinte de tuberculose.

Syphilis probable, pas d'alcoolisme.

Au moment de l'entrée du malade on constate une tuberculose du sommet gauche ; matité en avant et en arrière ; craquements et râles très nombreux, aphonie datant de 15
mois.

Au laryngoscope, paralysie complète de la corde vocale
gauche, bandes ventriculaires infiltrées et ulcérées.

Poids est de 55 kilog ; nombreux bacilles dans les crachats.

Le jour de l'entrée du malade on commence les injections
d'huile créosotée.

Au début l'état s'aggrave : le 10 juin on trouve au sommet

gauche un souffle et des râles cavernuleux, nous voulions cesser le traitement mais le malade insiste pour qu'on le continue.

3 juillet. Le souffle a disparu, les râles humides ont beaucoup
diminué ; les râles de la base n'existent plus.

12 août : Grande amélioration dans l'état général, à l'auscultation changement très notable : il y a toujours de la submatité avec obscurité respiratoire, mais on ne perçoit plus
aucun craquement ni aucun râle dans tout le poumon gauche.

Par contre au sommet du poumon droit on entend quelques
craquements après la toux, poids, 59 kilos.

2 septembre. Etat stationnaire depuis 1 mois, malade demande à s'en aller, amélioration notable du sommet gauche,
P. 59 kilos, dose de créosote injectée en 80 jours, 4 gr. 50.

OBSERVATION XI (in Dor).

J.-J., 61 ans, tisseur entré le 25 juin 1899, salle Saint-Nizier,
n° 26.

Parents morts très âgés, une sœur morte poitrinaire à 30
ans, variole dans l'enfance.

Il y a cinq ans premier séjour à l'hôpital ; le malade avait eu
des hémoptysies et il se plaignait d'une oppression et d'une toux
très pénible.

Depuis ce moment amaigrissement perte de force et d'appétit
vomissements fréquents.

Au deuxième séjour à l'hôpital, l'année passée on constate :
râles cavernuleux au sommet gauche en avant et en arrière :
râles fins dans le poumon droit.

Depuis l'année passée apparition d'une laryngite.

Au moment de l'entrée on constate une infiltration de la ban-
delette vocale supérieure gauche et des ulcérations de la com-
missure antérieure.

En outre déviation du larynx de droite à gauche par compression due au corps thyroïde.

Au sommet droit en avant et en arrière large zone de submatité avec râles humides et sibilances.

Grande obscurité de la respiration au sommet gauche, signes d'induration de ce sommet. On trouve des bacilles dans les crachats. P. 54 kilogr.

Injections d'huile créosotée.

2 septembre. Départ pour Longchêne.

Le malade a suivi très régulièrement le traitement. L'amélioration peu marquée au début a commencé à être manifeste il y a un mois.

L'état général est meilleur ; l'appétit est revenu, l'expectoration a diminué, toujours de la submatité à droite.

Du côté gauche le poumon est dans le même état qu'avant l'injection.

On ne trouve aucun râle ; il n'y a que de l'obscurité du murmure vésiculaire ; la respiration est un peu soufflante.

A droite il y a encore quelques craquements en arrière.

L'état du larynx s'est bien amélioré.

Les bacilles sont devenus très rares, cependant après de nombreuses recherches nous en avons trouvé 2 ou 3.

Durée du traitement a été 68 jours.

Nous avons injecté 3 gr. 4 de créosote : poids : 50 kilog.

OBSERVATION XIII (de Dor et Garel)

Ma... Paire, 25 ans, ferblantier, entré le 20 juin 1899, salle Saint-Nizier n° 2.

Mère morte de tuberculose pulmonaire, une sœur aînée atteinte de bronchite chronique depuis deux ans : un oncle mort poitrinaire, accidents strumeux dans l'enfance. Croûtes dans les cheveux ; adénite suppurée de la région latérale gauche du cou, où l'on retrouve de larges cicatrices, à dix ans, maladie de deux mois ayant nécessité l'application de vésicatoire sur le côté droit du thorax, réformé au conseil de révision pour scrofulides.

Pas de syphilis, excès alcooliques depuis 1 an, état général assez bon : diminution de l'appétit; faiblesse, parfois sensations de vertiges ; constipation habituelle,

4 avril 1889, entre dans le service de M. le professeur Lépine; notre collègue M. Sigaud a bien voulu nous communiquer l'observation qui a été prise à ce moment ; on a constaté « de la matité aux deux sommets en arrière ; en avant matité sous la clavicule gauche, submatité à droite. A l'auscultation craquements secs dans les fosses sous-épineuses surtout à gauche. En avant craquements sous la clavicule. Depuis trois mois le malade tousse le matin ; voix voilée ; expectoration muqueuse peu abondante.

« Le malade quitte le service de M. Lépine le 3 juin ; l'état général s'est peu modifié : l'expectoration est un peu plus abondante, il a eu des crachats striés de sang. »

A l'entrée à l'hôpital de la Croix-Rousse état général est assez bon.

Submatité et diminution du murmure vésiculaire à droite, respiration rude en avant, submatité légère à gauche mais craquements assez nombreux et râles disséminés. Bacilles dans les crachats.

On commence les injections d'huile créosotée le 1er juillet 1889.

Du 1er juillet au 13 août, 1 cent. cube d'huile créosotée par jour. Au 13 août un seul signe persiste, c'est la submatité à droite.

Du 13 août au 19 septembre on injecte deux fois par jour 2 cent. cubes d'huile créosotée.

Le 19 septembre le malade part pour l'asile de convalescents, disparition des signes stéthoscopiques et de l'expectoration donc impossibilité de rechercher les bacilles.

OBSERVATION XIV (de Dor)

Laz., 41 ans, entre le 23 mai 1889, salle Saint-Pothin, n° 21.

Pas d'antécédents héréditaires, pas de syphilis, pas d'alcoolisme.

Depuis neuf ans tousse tous les hivers, mais jamais il n'a eu d'hémoptysie.

Le 28 septembre 1887, M. Garel a constaté la présence de craquements humides aux deux sommets.

Depuis 4 ans laryngite, 4 ans au Mont-Dore où le docteur Josias le traitait pour laryngite suspecte.

A son entrée à l'hôpital les accès de suffocation sont tels ainsi que la cyanose, que M. Garel pratique séance tenante une trachéotomie d'urgence.

Quatre jours après, si l'on ne tient pas compte du souffle trachéal qui rend l'auscultation difficile, on observe les signes suivants :

Au sommet gauche, matité en arrière, submatité en avant. Au sommet droit, submatité en arrière, sonorité normale en avant, râles cavernuleux au sommet gauche en avant et en arrière, craquements au sommet droit, gros râles de bronchite et râles sous-crépitants disséminés dans toute la poitrine ; obscurité du murmure vésiculaire au sommet droit. Tous les bruits sont un peu couverts par un souffle intense si bien qu'on a l'illusion d'une caverne dans les points où les râles sont très nombreux comme au sommet gauche.

Du 30 mai au 30 juin on injecte tous les jours par la canule 1 cent. cube d'huile créosotée. Le 15 juillet le malade quitte le service dans un bien meilleur état. Poids qui avait un peu diminué est redevenu au poids initial, c'est-à-dire 70 kilos.

Une fois sorti de l'hôpital, le malade a continué à faire lui-même ses injections. Malgré ce traitement quand on le revit au

10 octobre, il avait diminué de poids, soit 65 kilos au lieu de 70. Ceci s'explique par suite de l'apparition d'une caverne au sommet gauche.

Si nous avons cité cette observation qui semblerait plutôt un échec, c'est pour montrer que Dor avait compris la possibilité des injections trachéales directes. Nous pensons au reste que ce cas très grave ne peut en rien influencer la valeur de notre traitement.

OBSERVATION XV
(Due à la bienveillance de M. le Dr Coromilas).

Cette observation nous a été donnée par le docteur Coromilas, professeur à l'université d'Athènes, qui s'est mis à notre disposition pour nous fournir tous les renseignements sur cette question qu'il a traitée et dont il s'occupe encore avec beaucoup de talent.

Il s'agit d'un jeune homme de 20 ans qui est étudiant à l'université d'Athènes.

Dans les antécédents de ce malade nous remarquons qu'il a déjà perdu un frère en 1897 de granulie.

A la fin de septembre 1900 le docteur Coromilas est demandé en consultation par son confrère d'Athènes, le docteur Moschidez. Il s'agissait de ce jeune homme qui depuis plus d'un mois était atteint de fièvre, de toux, de sueurs nocturnes et d'une douleur à l'omoplate gauche.

Après examen minutieux les deux confrères concluent à des lésions caractéristiques de tuberculose au sommet gauche en avant et en arrière.

Alors le docteur Moschidez prie son confrère Coromilas de vouloir bien immédiatement appliquer son traitement par les instillations intratrachéales de sulfure de carbone. Ce dernier fait alors remarquer qu'il ne soumet jamais personne à son traitement sans qu'au préalable on ait fait un examen bactériologique des crachats, Il fut fait au laboratoire de l'hôpital Helpis.

Le microbiologiste ainsi que le docteur Moschidez trouvèrent en abondance des bacilles de Koch. Dès lors le docteur Coromilas commença ses injections intratrachéales.

Or après 45 jours de ce traitement, sans que ce jeune homme eût interrompu ses études lors de la rentrée des facultés, les symptômes généraux et locaux ont disparu et même les bacilles de Koch ne se trouvent plus dans les crachats.

Le 10 avril 1901, le même sujet est atteint d'une fièvre ty-phoïde.

Les deux praticiens furent dès lors convaincus que vu la nature de la maladie et le terrain prédisposé à la tuberculose le pronostic était des plus graves. Dès lors le docteur Coromilas en présence de ce pronostic, qu'il considérait comme des plus graves demanda à son confrère Moschidez de vouloir bien faire faire le traitement suivant :

Deux à trois cuillerées à café par 24 heures de sirop sulfuro-carburo térébenthiné, et deux ou trois fois par jour des frictions aromatiques sur le corps et principalement sur les parois abdominales.

De plus les deux praticiens convinrent qu'aussitôt que la moindre toux se manifesterait et que l'on constaterait une diminution du murmure vésiculaire on ferait des injections trachéales d'huile au sulfure de carbone même au cours de la dothiénentérie.

En effet le neuvième jour le pronostic se réalisa : la percussion révéla une submatité aux régions sus et sous-épineuses et sus et sous-claviculaires gauches, et l'auscultation permit de découvrir quelques râles humides et crépitants dans cette région du poumon gauche ainsi que des râles sibilants et ronflants dans d'autres parties de ce même poumon.

Immédiatement le docteur Coromilas commença des injections trachéales.

La fièvre typhoïde suivit son cours c'est-à dire le dix-septième jour, la température baissa de 39°8 à 39°, puis à 38° et le vingt-deuxième jour elle était à 37°.

Pendant tout ce temps les médecins traitants n'avaient constaté aucune extension des lésions pulmonaires mais au contraire une amélioration quotidienne.

16 mai : La percussion et l'auscultation donnent un résultat négatif. Le malade ne tousse plus du tout mais malgré cet état satisfaisant le docteur Coromilas continue les injections intratrachéales tous les huit jours.

21 mai : A cette époque le docteur Coromilas part d'Athènes pour venir à Paris. Il revoit le malade avant son départ et le trouve en parfait état de santé.

Août : Au mois d'août dernier le D^r a reçu une lettre de son confrère Moschidez dans laquelle ce dernier dit que le jeune homme va très bien et engraisse.

Octobre : Enfin il y a une quinzaine de jours nouvelle lettre dans laquelle le docteur Moschidez dit que le malade est en parfaite santé.

OBSERVATION XVI

Cette observation a été recueillie dans le service du docteur Robin et le docteur Coromilas a bien voulu nous la transmettre, nous en donnons ici le résumé.

R..., malade depuis longtemps, toux, expectoration très abondante, transpirations, perte de forces, amaigrissement d'un kilo par semaine, doigts hippocratiques, à l'auscultation tous les signes de nombreuses cavernes.

Dans le service du docteur Robin on porte le diagnostic de tuberculose très avancée avec pronostic des plus graves et à brève échéance. Cependant vu les supplications de ce malheureux, le docteur Coromilas veut bien, pour le contenter, lui faire prendre d'abord deux cuillerées à café de son sirop au sulfure de carbone et quelque temps après lui faire des injections intra-trachéales. « Nous pensions, dit-il, M. Dupasquier interne du service et moi, que l'autopsie viendrait bientôt nous révéler quel genre de cicatrisation produit notre traitement sur les lésions pulmonaires. »

Or malgré toute attente le maladè éprouva une amélioration notable, ses forces revinrent, sa transpiration diminua. Il ne ressentit presque plus de points de côté. Son appétit revint un peu. Son poids qui, au début du traitement était de 59 kil. 100, remonta en un mois à 60 kil. 600.

4 août. Le malade sous un prétexte que le docteur Coromilas et personne du service ne peut indiquer, refusa absolument toute injection trachéale, prétendant que le sirop seul pouvait suffire. Devant ce refus, M. Dupasquier, interne du service, et M. Coromilas cessèrent tout traitement. Or depuis ce moment tous les symptômes sont revenus : le poids a tendance à diminuer et n'est plus le 15 octobre que de 60 kilos. Le 20 octobre le malade de nouveau supplie qu'on lui recommence le traitement. Nous n'avons pas su depuis ce qu'il est devenu.

OBSERVATION XVII (Personnelle).

R... Julien, âgé de 35 ans, élève en pharmacie, entre salle Bazin, le 10 octobre, lit n° 25 *bis*. On porte dans le service le diagnostic de bronchite chronique avec emphysème; a été soigné dans de nombreux hôpitaux, entre autres à la Pitié, chez le docteur Robin où le docteur Coromilas lui a fait des injections intra-trachéales d'huile au sulfure de carbone.

A. H. Père mort de bronchite, mère bien portante. quatre frères ou sœurs bien portants, aucune tare dans la famille.

A. P. A toujours été un peu faible, a eu des convulsions et les maladies de l'enfance (rougeole, scarlatine, etc.).

Il y a huit ans, chute d'un deuxième étage, par suite fracture de jambe et de l'os frontal. Cette dernière nécessite une trépanation faite à Laennec, par Riquez père.

Depuis n'a jamais été malade mais fait des excès alcooliques (4 ou 5 absinthes par 24 heures).

Maladie actuelle. — Malade depuis trois ans. A la suite d'un gros orage que le malade reçoit sans pouvoir s'abriter il est pris de frissons, s'alite et une bronchite s'ensuit, toux, expectoration, amaigrissement notable, 17 ou 18 livres, dit-il, en 20 jours.

Pour cette première bronchite il a été soigné à la Pitié.

Puis il est sorti et rentré peu après à Lariboisière chez le docteur Andrieux où l'on porte le diagnostic de tuberculose chronique. On porte le diagnostic de tuberculose avec craquements humides au sommet droit.

Quitte ensuite Paris et va dans le nord faire un remplacement de pharmacien.

Revient à Paris et rentre à la Pitié (service de M. Robin, J. 1900). Il y reste un mois, diagnostic, bacillose surtout à droite.

Traitement : viande crue (120 gr.), phosphate de chaux (12 gr.) et 8 capsules d'huile de foie de morue créosotée par 24 heures, dit avoir ressenti un peu d'amélioration à la suite de ce traitement.

Sorti au bout d'un mois de la Pitié il se porte assez bien jusqu'en octobre 1900 où il entre salle Bazin (service du docteur Hayem) et l'on porte à nouveau le diagnostic : bacillose avec craquements humides à droite.

En janvier 1901 il va au service des chroniques à Laennec où l'on porte le même diagnostic. Il y reste cinq mois. Au mois d'avril il ressort de Laénnec et reste deux mois chez lui.

En juin dernier rentre à la Pitié, service du docteur Robin. Là le docteur Coromilas constate :

Craquements humides à droite, expectoration abondante (1 crach. par 24 heures) bacilles de Koch dans les crachats.

Le docteur Coromilas le soumet au traitement : 2 cuill., de sirop au sulfure de carbone et deux fois par semaine injections trachéales.

Il suit le traitement 3 mois : sous son influence : son appétit revient, son expectoration diminue et la toux cesse. Son poids augmente jusqu'à 8 kilog. Il pèse 65 kilog. à sa sortie.

Sort à la fin de septembre et peu après (16 octobre) ayant repris froid il vient à Saint-Antoine, salle Bazin, où l'on constate.

Bronchite généralisée surtout à droite. Pas de craquements cependant expectoration abondante, perte d'appétit, diminution de poids.

L'examen des crachats fait le 28 octobre, permet de rsconnaître qu'au milieu de beaucoup d'autres bacilles le bacille de Koch existe aussi.

On recommence alors le traitement par les injections intratrachéales d'huile au phosphite de gaïacol à 1/20.

Le malade reste peu de temps à l'hôpital : mais comme il va travailler il revient tous les deux jours se faire faire des injections,

2 novembre. — A ce moment le malade tousse encore beaucoup, expectore cependant un peu moins et peut reprendre ses occupations.

L'examen bactériologique de ses crachats dénote qu'il y a quelques bacilles de Koch en petit nombre cependant. Peu ou pas d'autres associations microbiennes.

Observation XVIII

Recueillie à la clinique du docteur A. Weil.

M. C..., employé de commerce, se présente en juillet dernier à la clinique.

Agé de 28 ans. Rien de particulier dans ses antécédents. Pas d'alcoolisme, pas de syphilis. Il y a un an entérite dont on ne peut spécifier la nature.

Depuis mai dernier : perte d'appétit, sueurs nocturnes, affaiblissement notable, expectoration abondante. Douleur au niveau du sommet gauche.

Etat pulmonaire 5 juillet. Sonorité normale : mais respiration un peu voilée à droite et en arrière. Submatité au niveau du sommet en arrière : V. T. normales : à l'auscultation légers craquements.

En avant et à droite on note une légère submatité au niveau de la fosse sus-claviculaire. La respiration est normale. A droite matité dans la région sus-claviculaire avec respiration soufflante, pas de râles.

Le poids ce jour-là est de 69 kilogrammes.

Etat du larynx : laryngite catarrale, avec rougeur uniforme et épaississement des cordes vocales.

On fait ce jour-là une injection de 0,05 cl. d'huile au phosphite de gaïacol. Injection très bien supportée : peu ou pas de réflexe.

Depuis cette époque on a fait toutes les semaines deux injections de 0,10 cc. d'huile au phosphite de gaïacol à 1/10.

Le malade a repris son appétit, n'a plus de sueurs nocturnes et expectore moins. Son poids a augmenté de 2 kilog. soit 71 kilogrammes.

Les signes stéthoscopiques sont sensiblement les mêmes.

OBSERVATION XIX

Tirée du travail du docteur Coromilas : *Etude sommaire
sur la tuberculose.*

Mlle Aug. Grog..., âgée de 23 ans, réglée à 15 ans. Aucune maladie infectieuse pendant son enfance. A cependant des antécédents héréditaires tuberculeux.

En 1895 : cette jeune fille est prise de douleurs violentes dans la région scapulaire gauche et sa menstruation devient irrégulière.

En 1896, elle toussa beaucoup, puis peu à peu son expectoration devint très abondante ; elle eut des sueurs nocturnes, de l'amaigrissement, de la perte d'appétit et du dégoût pour toute nourriture.

Consulte à Athènes les professeurs de la Faculté qui recommandent les soins prophylactiques et disent aux parents que la jeune fille est dans un état très précaire.

En septembre 1896, on la conduit au docteur Coromilas qui constate : un teint terreux, un amaigrissement considérable, de la dyspnée violente, des souffles anémiques, une température de 38° 8 à 39° 9, une expectoration purulente et abondante, un arrêt de la menstruation et un peu d'œdème des membres infé‐rieurs. La percussion permet de constater : un bruit de pot fêlé très net au niveau de la région sous-claviculaire gauche, de la matité aux régions sus et sous-épineuses gauches.

L'auscultation donne : un bruit de gargouillement dans la région sous-claviculaire gauche, et des râles sous-crépitants et humides dans tout le reste du poumon gauche.

A droite, respiration prolongée et inspiration rude.

Le docteur lui fait suivre quelque temps le régime anti-bacillaire avec du créosotal et n'obtient aucun résultat.

Puis peu après, il la soumet au régime des injections intra-trachéales de sulfure de carbone. Ce traitement aidé d'injec‐tions hypodermiques remet l'état général de la malade, et au mois de décembre on ne constatait plus à l'auscultation que la présence d'une grosse caverne au niveau du poumon gauche : les autres signes s'étaient atténués ou même avaient disparu.

A ce moment, le docteur Coromilas (12 décembre 1896) fit des injections intra-caverneuses d'huile au sulfure de carbone qu'il alterne avec des injections intra-trachéales au sulfure de carbone.

Ce traitement fut continué du 12 décembre 1896 au 2 février 1897, jour où la malade repartit pour son pays dans un état de santé relativement bon.

Au mois de juillet de la même année, la malade eut une attaque de dysenterie et les signes pulmonaires s'aggravèrent. Sous l'influence de nouvelles injections intra-trachéales d'huile au sulfure de carbone la santé se rétablit de nouveau.

Examen microscopique : Au début l'examen des crachats donnait une très grande proportion de bacilles de Koch ainsi que d'autres nombreux agents pathogènes. Au mois de février les bacilles de Koch sont en très petit nombre et les autres bacilles ont disparu.

OBSERVATION XX (Personnelle).

Gangrène pulmonaire, surtout à droite. — Expectoration putride. — Haleine fétide. — Injections intra-trachéales d'huile au phosphite de gaïacol à 1/20.

Le nommé Tr., âgé de 42 ans, entre salle Bazin le 28 octobre et est admis lit n° 20 *bis*.

A. H. Rien de particulier à noter dans les antécédents héréditaires de ce malade.

A. P. C'est un homme petit, mais robuste qui, dit-il, n'a jamais eu de maladies graves. Il a été marié, mais sa femme est morte. Il reste avec un jeune enfant. Il travaille beaucoup et exerce la profession pénible de maçon. Depuis deux ans il s'enrhume assez facilement, ct, pour peu qu'il fasse froid, il a pendant vingt-quatre heures des courbatures générales.

Alcoolisme. (2 litres de vin, une ou deux absinthes par 24 heures.)

Notons une surdité complète, dont le malade ne peut indiquer ni l'origine, ni le moment où elle remonte.

Maladie actuelle. — Depuis un mois, le malade a des accès de toux très pénibles. Il expectore énormément et sous forme de vomique. De plus, chez lui, on prétend que ses crachats et son haleine ont une odeur fétide.

Il maigrit beaucoup, mais cependant a conservé son appétit.

Il se soigne quelque temps chez lui, mais, devant la toux qui augmente et la faiblesse qui s'accentue, il se fait conduire à l'hôpital, où il est admis salle Bazin, le 28 octobre dernier.

Etat au 28 octobre. A l'entrée du malade, son examen permet de reconnaître :

Que c'est un homme affaibli, au teint pâle et même terreux, dont l'haleine exhale une odeur fétide.

Son tube digestif paraît en bon état : pas d'augmentation du volume du foie ni de la rate. L'estomac n'est pas dilaté et les onctions digestives s'accomplissent normalement.

Les dents sont sales et recouvertes d'un enduit brunâtre, qui entretient en partie l'odeur fétide de l'haleine.

La langue est blanche, mais n'est pas sèche.

Les urines sont normales et ne contiennent ni sucre ni albumine.

Du côté de l'appareil circulatoire, on ne note rien de particulier : le cœur est normal, les artères ne sont pas indurées, pas d'œdème des membres inférieurs.

Ce qui frappe chez le malade, c'est son air abattu, ses yeux cernés et son expectoration abondante, purulente et fétide

L'examen de l'appareil respiratoire permet alors de constater :

De la matité au niveau de la fosse sus-épineuse, en arrière et à droite.

Une légère submatité en arrière et à gauche, au niveau de la fosse sus-épineuse,

Au sommet droit et en arrière, les vibrations thoraciques sont diminuées.

On trouve en plus un gros souffle caverneux au niveau de l'omoplate droite, en arrière, et des râles sibilants dans le reste de ce même poumon.

A gauche, la respiration est rude et prolongée.

En avant on trouve : de la matatité au sommet, avec diminution des V. T., et respiration soufflante et caverneuse. Dans le reste de ce poumon, la respiration est entrecoupée de râles ronflants et sibilants.

Examen bactériologique. Cet examen a été pratiqué dès le 29 octobre, par M. Rosenthal. Nous le relatons plus loin.

Dès ce même jour, 29 octobre, nous pratiquons une injection intra-trachéale d'huile au phosphite de gaïacol. Aucune gêne, pas de réflexe et aucun effort de toux.

1er novembre. Même état général : un peu de température, 38°,5. Expectoration un peu moins épaisse, mais toujours fétide. L'haleine surtout est d'une odeur repoussante.

L'examen du poumon donne :

Matité à la fosse sus-claviculaire gauche.

Vibrations vocales sont conservées — de ce côté.

Abolition du murmure vésiculaire dans la fosse sus claviculaire droite : souffle à timbre cavitaire avec râles caverneux ; pectoriloquie aphone et bronchophonie.

Exagération du murmure vésiculaire dans la fosse sus-claviculaire gauchd, mais pas de craquements.

En arrière : Mêmes signes, moins accentués. Souffle cavitaire à droite. Râles sous-crépitants humides dans la fosse sus-épineuse droite, qui descendent presque jusqu'à la base du poumon. Pouls petit, régulier, 60.

Injection de 20 cc. d'huile au phosphite de gaïacol : très bien supportée.

4 novembre. Au point de vue pulmonaire, même état. Point de côté extrêmement douloureux au niveau de l'omoplate droite. Expectoration toujours abondante, purulente, mais beaucoup moins fétide. De même, l'haleine a perdu un peu de sa mauvaise odeur.

Etat général mauvais : teint plombé. Température sur la ligne de 39.

Langue blanchâtre et sale.

Pouls petit et régulier : 70.

5 novembre. Devant cet état persistant et les signes cavitaires si nets que présente ce malade on se décide à demander l'avis d'un chirurgien pour discuter la possibiliié d'une pneumotomie. M. Monod veut bien venir examiner cet homme et devant les signes qu'il présente, il se décide à essayer une intervention.

Après les soins antiseptiques d'usage, M. Monod ne voulant pas pratiquer immédiatement la pneumotomie fait une ponction avec un gros trocart au niveau du deuxième espace intercostal droit et en avant. Or au lieu de se trouver dans une cavité il ne sent qu'un bloc pulmonaire dur et ne retire qu'un peu de sang. Presque aussitôt le malade est pris d'une assez violente hémoptysie : chose remarquable, ce malheureux rejette d'abord des caillots de sang inodores mais peu à peu il a comme une vomique de sang coagulé et d'odeur infecte. Ne jugeant pas une intervention plus sérieuse nécessaire, M. Monod fait reconduire le malade dans la salle.

6, 7, 8, 9 novembre. Les suites de cette intervention sont simples. Une piqûre d'ergotine a rapidement calmé l'hémoptysie et le malade ne se plaint pas. Il semble au contraire que cette petite saignée locale ait décongestionné son poumon et lui procure un peu de soulagement.

Son état général est toujours mauvais. Son expectoration toujours purulente, moins odorante cependant. Haleine encore fétide.

10 novembre. Le malade nous est ramené en médecine. Son état est le même, mêmes signes pulmonaires. Expectoration abondante et un peu plus putride. On recommence les injections intra-trachéales d'huile au phosphite de gaïacol à 1/20.

11-12 novembre. Même état. Il semble cependant que l'expectoration diminue et que l'odeur est moins forte. L'appétit revient un peu, mais l'état général est le même.

Le malade est toujours dans un état précaire avec teint terreux, langue sale mais semble bien se trouver de ses injections qu'il demande lui-même tous les matins.

Note bactériologique : voici la note que M. Rosenthal a bien voulu nous communiquer :

Les recherches bactériologiques ont été faites sur milieu sanglant, tube de gélose profonde, tube d'Achalme (bouillon sanglant, anaérobie.)

Les cultures sur gélose, sang (aérobies) ont permis d'isoler le coccobacille hémophile, l'entérocoque de Thiercelin (1), et le staphylocoque blanc.

Les cultures sur tube de Zuber Veilon, avec séparation des germes par le procédé de la boîte de Petri (2) ont permis d'isoler deux microbes anaérobies dont l'étude sera continuée.

(1) Du diplocoque intestinal ou entérocoque dans là pathogénie de certaines affections digestives. Société de Pédiatrie (novembre 1899).
(2) Rosenthal. Communications à la Société de Biologie, novembre 1901

Absence complète du bacille de Koch : le cobaye inoculé avec les crachats est mort en quatre jours de septicémie à entérocoques.

Ce cas est un des nombreux où l'on trouve le coccobacille hémophile bien que l'évolution ne présente aucun caractère grippal (1).

(1) Rosenthal. Thèse de Paris, mai 1900.

CONCLUSIONS

De l'ensemble de notre travail nous croyons pouvoir tirer les conclusions suivantes :

I. Il est rationnel d'utiliser la voie pulmonaire pour l'absorption des médicaments.

II. Les injections intra-trachéales permettent d'utiliser cette voie et en plus de faire la thérapeutique locale des bronches et du poumon.

III. Pour être vraie, l'injection intra-trachéale doit être poussée au-delà de la glotte.

IV. Le dispositif que nous indiquons facilite l'injection intra-trachéale vraie.

V. Dans les cas de larynx trop irritable, de maladies aiguës et fébriles, on utilisera la méthode trachéale directe (MM. Rosenthal et G. A. Weill).

VI. Les médicaments injectés doivent être en dissolution dans l'huile d'olive ou le sérum d'Hayem stérilisés.

VII. Les principaux résultats de ce traitement sont :

α) Diminution de la sécrétion pulmonaire.

β) Stérilisation des infections secondaires.

γ) Augmentation du poids et reprise des forces.

VIII. Cet ensemble de procédés permet de traiter non seulement les maladies du poumon mais en outre de faire absorber les médicaments spécifiques.

4 novembre 1901.

BIBLIOGRAPHIE

De l'emploi des injections dans les bronches et les cavernes
tuberculeuses, par le docteur Horace Green de New-York
Gaz hebd. M. et Chirurg. 30 novembre 1855, p. 831.

Réponse de l'Académie de New-York à la découverte du
cathétérisme du larynx par Horace Green, *Gaz hebd.* T. II,
p. 607, 1859.

Possibilité des injections trachéales chez l'homme comme voie
d'introduction des médicaments. Note de R. Bottey pré-
sentée par M. Bouchard. *Acad. des Sciences*, 1890,
n° 11.

Etude sommaire sur la tuberculose, antisepsie intra-pulmonaire
dans les cavernes tuberculeuses, communiquée en partie
au XII° congrès de médecine à Moscou 16 et 18 août 1897,
par le docteur Coromilas, professeur à la Faculté d'Athènes (1).

Les injections intra-trachéales d'huile créosotée chez les tuberculeux. Louis Dor. *Revue de Médecine* (1889-90).

Traitement des affections broncho-pulmonaires et en particulier
de la tuberculose par les injections intra-trachéales d'huiles
essentielles par H. Mendel (*Presse Médicale*, 28 août
1899).

L'injection trachéale pour les affections broncho-pulmonaires
chroniques (technique et résultats cliniques) par H. Mendel, *Médecine Moderne* (16 décembre 1899).

(1) Rapport de M. Delorme sur le travail du Dr Coromilas sur le
traitement de la tuberculose. Académie de Médecine, séance du
8 novembre 1901.

L'injection trachéale par MM. les docteurs Rivière et Vincent. *Médecine Moderne* (9 janvier 1901).

Les injections médicamenteuses dans la trachée par le docteur Bergeon de Lyon (Congrès pour l'avancement des sciences à Rouen, 1883.

Traitement de la tuberculose par la viande crue et par les injections intra-trachéales d'orthoforme par M. Paul Garnault docteur en médecine et ès sciences. *M. Moderne* 20 février 1901.

Charles Richet et Héricourt. — L'alimentation exclusive par la viande dans le traitement de la tuberculose chez le chien *Bulletin de l'Académie de Médecine*, 28 novembre 1899.)

Bœchag. — Traitement de la phtisie laryngée. *Annales des maladies de l'oreille et du larynx* (1888, n° 30).

Rosenthal et G. A. Weill.— Injections intra-trachéales vraies et directes avec ou sans aiguille à demeure. *Société de biologie*, juillet 1901 et *Union méd. du Nord-Est*. 30 juillet 1901.

Collin. — Cathétérisme du larynx. 1865, *thèse*, Paris.

La Jarrige. — 1887-88, *Société de Biologie*.

Bouchard. — *Traité des maladies infectieuses* (passim) 1892.

Hayem. — *Cliniques médicales* (passim).

Lyon. — *Traité de clinique térapeuthique* (passim) 1901.

Daremberg. — *Traitement de la tuberculose* (passim) 1889.

Traitement de la tuberculose par les injections hypodermiques d'eucalyptus, de guaïacol et d'iodoforme par le docteur Pignol. *Société de biologie*, p. 233, 1891.

Colin d'Alfort. — De l'absorption dans les voies aériennes. *Traité de physiologie comparée*. T. ii, p. 39, 1860.

Delore. — De la pulvérisation des liquides et de l'inhalation pulmonaire au point de vue thérapeutique. *Gazette des sciences médicales de Lyon* (1861).

Demarquay. — Recherches de l'absorption des médicaments faites sur l'homme sain. — *Union médicale*, 1867, n° 13.

Béclard. — Thérapeutique respiratoire. (*Revue médicale française et étrangère* (15 mars 1867).

Acide picrique en inhalations. Samuel Bruère et François Hué de Rouen. *Gaz. hebdom. de méd. et chirurgie*, 1887, n° 19.

De l'intervention chirurgicale dans la gangrène pulmonaire. Willière, *Thèse*, Paris 1898.

Essai sur le traitement rationnel de la tuberculose laryngée. (Waldemar de Weglinski, *Th.*, Paris, 1897).

SALES GIRONS. — Mémoire de la thérapeutique respiratoire ou la voie bronchique eu égard à la meilleure administration des médicaments. *Revue médicale française et étrangère*, octobre 1868.

BUCH. — *Les injections trachéales à l'usage des médecins vétérinaires*. Osterwick, 1887.

DIECKERHOFF. — Les indications pour les injections intratrachéales. *Thieraerztliche Wochenschrift*, Berlin, 1889, p. 185.

LANDGRAF. — Sur le cathétérisme des grandes voies aériennes. *Berliner Klinische Wochenschrift*, 1887, p. 85-87.

SCHMALTZ. — Emploi thérapeutique des injections intratrachéales chez les animaux. *Deutsche medic. Wochenschrift*. Leipzig, 1888, n° 12.

SEHRWALD. — Sur les injections sous-cutanées, *Gesellschaft Klinisch. Arbeiten*, Iena 1890, p. 128-164.

MODARI. — *Physiologia della tuberculosi pulmonare*, Padova, 1879.